• • •

A reconfiguração da menopausa *é um livro extremamente relevante que todas as mulheres precisam ler. Mindy Pelz oferece um guia valioso para você se livrar dos sintomas e se sentir como quem realmente é. Ela devolve o poder às suas mãos, e hoje isso é mais importante do que nunca.*

— Caitlin Czezowski, quiropratа, especialista em medicina funcional e quiropraxia pediátrica, fundadora de The Dental Detox e co-apresentadora do podcast *The Women N Wellness*

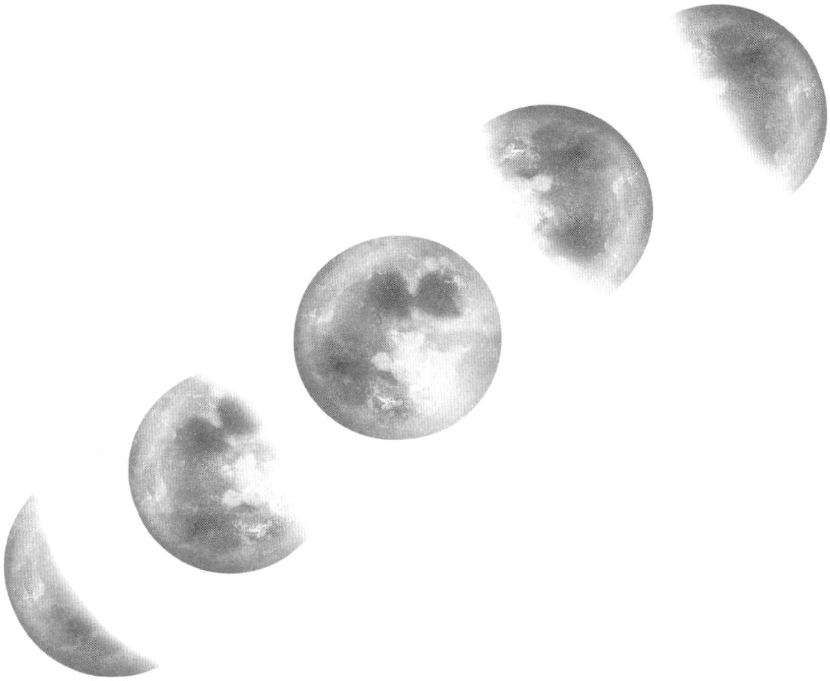

A reconfiguração da menopausa

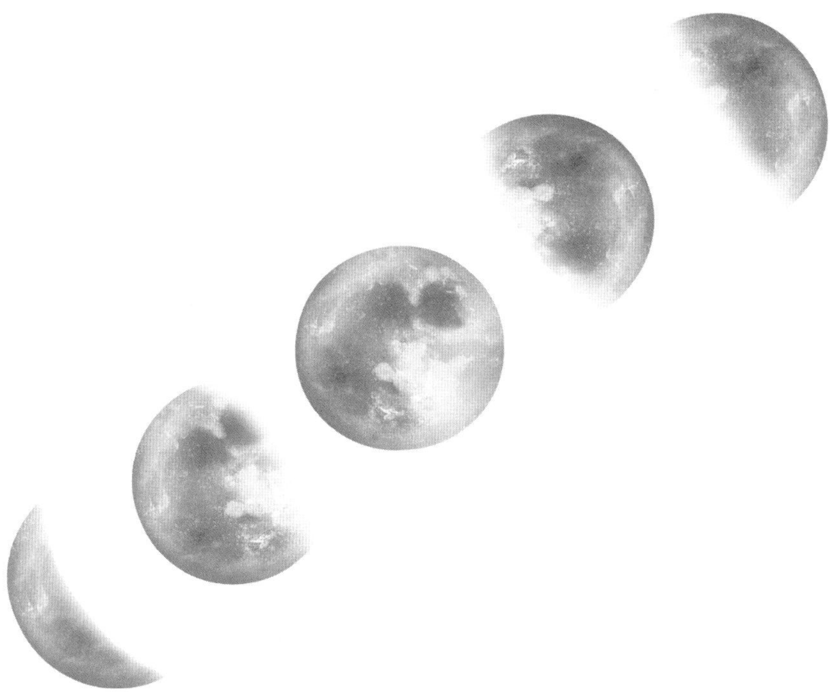

MINDY PELZ

A reconfiguração da menopausa

Livre-se dos sintomas
e sinta-se jovem outra vez

EDITORA
ALAÚDE
Rio de Janeiro, 2024

A reconfiguração da menopausa

ISBN: 978-85-7881-775-6.

Impresso no Brasil — 1ª Edição, 2024 — Edição revisada conforme o Acordo Ortográfico da Língua Portuguesa de 2009.

Dados Internacionais de Catalogação na Publicação (CIP)
(BENITEZ Catalogação Ass. Editorial, MS, Brasil)

P452s
1.ed. Pelz, Mindy
A reconfiguração da menopausa: livre-se dos sintomas e sinta-se jovem outra vez / Mindy Pelz ; tradução Beatriz Medina. - 1.ed. - Rio de Janeiro : Alaúde, 2024.
176 p.; 15,7 x 23 cm.

Título original: Menopause reset.
ISBN 978-85-7881-775-6

1. Alimentação saudável. 2. Autocuidado de saúde. 3. Dieta - Aspectos de saúde. 4. Hormônio femininos. 5. Jejum intermitente. 6. Menopausa - Terapia hormonal. 7. Nutrição - Aspectos de saúde. 8. Saúde da mulher. I. Medina, Beatriz. II. Título.

08-2024/17 CDD 618.175

Índice para catálogo sistemático:
1. Menopausa : Ginecologia : Ciências médicas 618.175
Aline Graziele Benitez - Bibliotecária - CRB-1/3129

Produção Editorial: Grupo Editorial Alta Books
Diretor Editorial: Anderson Vieira
Editor da Obra: Ibraíma Tavares
Vendas Governamentais: Cristiane Mutüs
Gerência Comercial: Claudio Lima

Produtora Editorial: Gabriela Paiva
Tradução: Beatriz Medina
Copidesque: Vera Moraes
Revisão: Edmar Alexandre
Diagramação: Vanessa S. Marine

ALTA BOOKS
GRUPO EDITORIAL

Rua Viúva Cláudio, 291 — Bairro Industrial do Jacaré
CEP: 20.970-031 — Rio de Janeiro (RJ)
Tels.: (21) 3278-8069 / 3278-8419
www.altabooks.com.br — altabooks@altabooks.com.br
Ouvidoria: ouvidoria@altabooks.com.br

Editora **afiliada à:**

Dedicado às três pessoas mais importantes para mim neste mundo: meu marido Sequoia e meus filhos Bodhi e Paxton.

Obrigada por estarem sempre na primeira fila, me incentivarem e me amarem durante a loucura da menopausa.

Amo viver a vida com vocês!

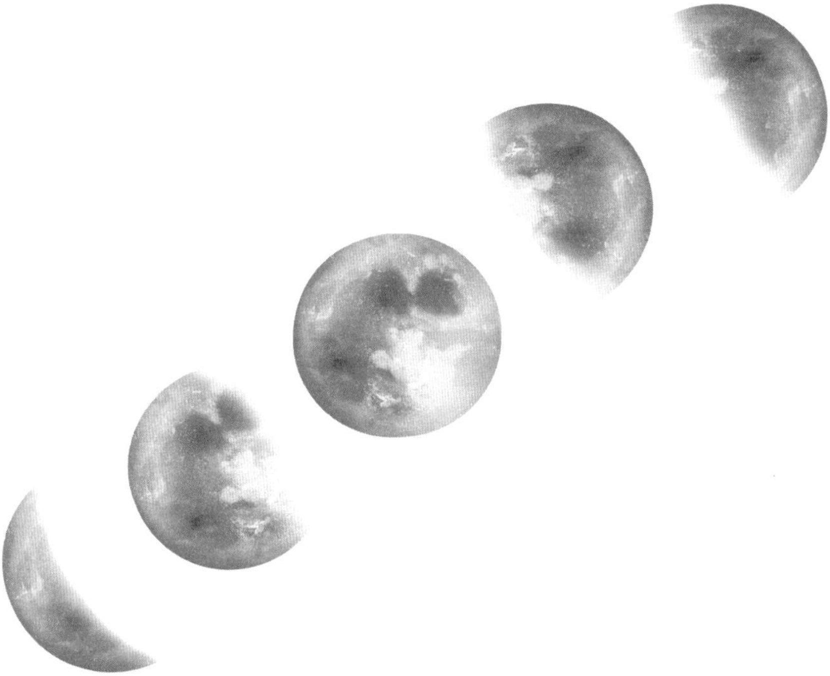

Sumário

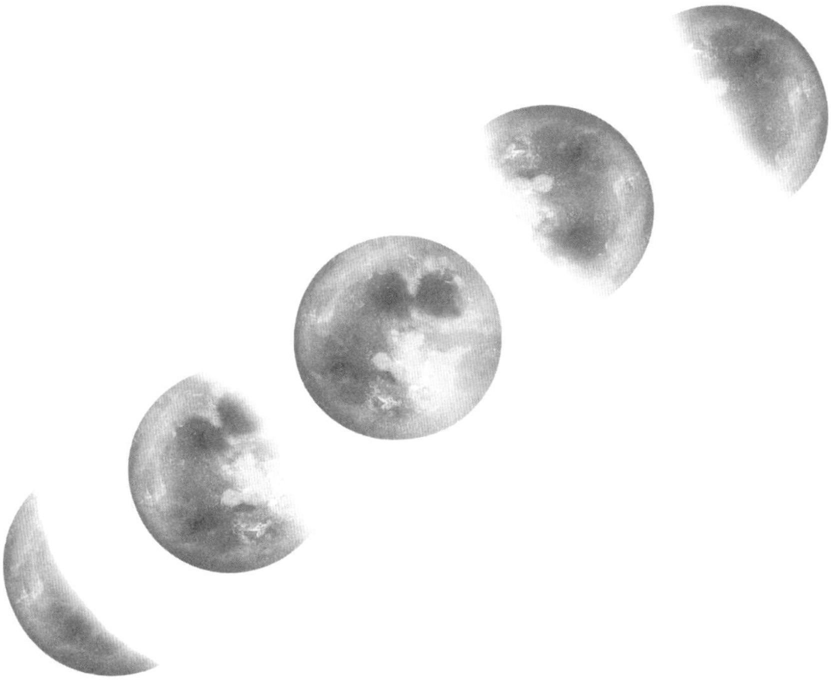

Prefácio

Para quem não se sente bem, não consegue emagrecer e disse "já tentei tudo", trago esperança. Você não está só e, acredite se puder, há algo que ainda não fez para chegar à causa dos sintomas.

Tenho um ditado: "*if you fix the cell, you will get well*" ("conserte a célula e se sentirá bem"). Isso foi verdadeiro em minha vida e, hoje, já ajudou milhões de pessoas. A razão para você ainda não se sentir bem e ter mais dificuldade em emagrecer e até manter a dieta? É um problema hormonal. No entanto, na verdade, a causa desse problema são as suas células. Ensinei esse conceito simples a milhares de médicos do mundo inteiro, e somos um grupo crescente que repercute essa mensagem. Parece simplíssimo, mas ainda não há pessoas suficientes que perguntem e muito menos que tentem entender o que isso realmente significa e como aplicar.

Em *A reconfiguração da menopausa*, você vai aprender, de maneira clara e simples, como consertar as células e recuperar a sua vida. Sou abençoado por ensinar durante muitos anos um conceito chamado Protocolo Pompa, que é uma abordagem multiterapêutica para consertar as células e, finalmente, os seus problemas hormonais. Jejum, ciclos de fome e banquete, variação dietética e detox celular fazem parte da solução que você está prestes a aprender.

Mindy Pelz levou essa mensagem capaz de mudar vidas a muita gente que eu jamais conseguiria atingir, e por isso lhe sou eternamente grato. Ela sofreu os sintomas típicos da perimenopausa e da menopausa que muitas mulheres enfrentam hoje. Sua autoridade vem daí. Ela pode falar de seu ponto de vista e levar o que ensinei a outro nível de compreensão:

"Da dor ao propósito" é meu mantra há muitos anos porque tudo o que ensino veio da minha própria batalha com uma doença inexplicável. Eu não era uma mulher lutando com a menopausa, mas tive sintomas que iam do típico ao bizarro. Tudo começou como a maioria das doenças crônicas, com fadiga, ansiedade e névoa cerebral. Depois, progrediu para insônia, hipersensibilidade a qualquer alimento ou substância química e perda da capacidade de aguentar até o estresse normal. Eu não conseguia suportar nem mesmo ruídos altos e choro de crianças. A minha tiroide não estava bem; o meu cabelo caía. Eu tinha prisão de ventre. Virei um 'falso magro', e a minha energia sumiu. As minhas suprarrenais também dançaram. Mas os exames de sangue ainda estavam normais. Eu não aguentava nem o estresse de escolher uma camisa para usar no dia. Sério, isso me deixava ansiosa e sobrecarregada. Eu, como a maioria que tem esses sintomas, testei muitos tratamentos para os hormônios da tiroide, das suprarrenais e outros, mas tudo muito além de onde estava o verdadeiro problema. Como eu, a Mindy e agora milhões de outros recuperaram a vida? Determinamos a causa original e consertamos as células usando essas estratégias."

Eu seria relapso se não lhe contasse que, dos milhares de médicos e profissionais de saúde a que ensinei, a Mindy está numa classe especial. Chamo essa classe de "Os Três por Cento". Os Três por Cento mudam o mundo. Não arrumam desculpas e avançam mesmo com grande adversidade. Vivem para liderar. Inovam. Nunca param de pensar em maneiras de levar a mais pessoas o que faz diferença na vida. Principalmente, têm uma imensa vocação e parece que sabem disso. Eles se elevam até o que Deus os chamou para fazerem.

Foi o que a Mindy conseguiu com *A reconfiguração da menopausa*. Se pegar esta informação e a puser em prática, sua vida vai mudar. É isso que os Três por Cento fazem. Eles ouvem a verdade, não inventam desculpas e mergulham com tudo o que têm. Quando estudaram pessoas que fizeram coisas extraordinárias como vencer o câncer e outras doenças incuráveis, os pesquisadores lhes perguntaram qual era o seu segredo. A resposta mais comum: certo dia, elas simplesmente tomaram uma decisão. Tomaram a decisão de melhorar ou de fazer o que fosse preciso para melhorar. Escolheram. Você também pode escolher ser um Três por Cento e melhorar. Aqui está a verdade: escolha agora!

— Daniel D. Pompa
Autor de *The Cellular Healing Diet* e *Beyond Fasting*
Park City, Utah

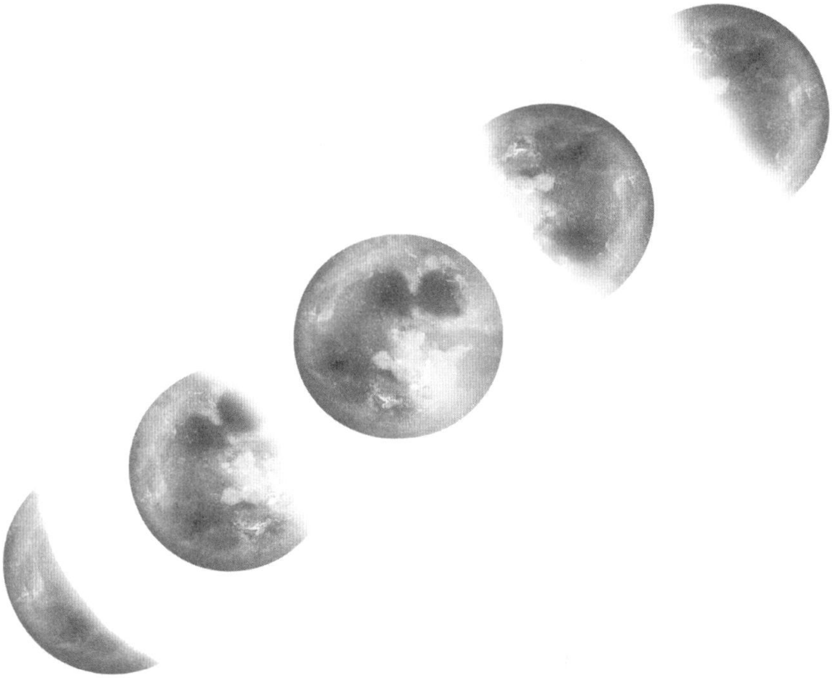

CAPÍTULO 1

No corpo de quem estou vivendo?

Podemos ser realistas um instante? A menopausa é uma loucura. Noites insones, humor aleatório, resistência a emagrecer, perda de memória, fogachos ou calores, queda capilar, secura vaginal e perda de libido não são nada fáceis. A menopausa não é como uma gripe forte que vem e vai em questão de semanas. É uma década de jornada na qual o corpo muda imensamente. Parece que os sintomas não têm pé nem cabeça. Vêm e vão sem aviso. Os hormônios que mantinham sua felicidade, a mente clara, toda aquela energia e a queima de gordura não existem mais. Sentimos falta deles, que não vão voltar. Esse declínio hormonal é uma viagem louca, turbulenta, maluca que fazemos sozinhas e para a qual não temos soluções suficientes. Quero mudar isso.

Por que não é mais comum as mulheres contarem as suas experiências na jornada da menopausa? Por que não dão às mulheres ferramentas melhores de estilo de vida para lidar com ela? Por que as mulheres não se apoiam entre si nesse processo? A menopausa é um esporte radical.

Precisamos de um manual de treinamento para nos prepararmos para essa aventura. Precisamos nos apoiar e nos ajudar a sair.

Depois de passar os últimos dez anos na minha jornada da menopausa, percebo que não estava sozinha. Mulheres demais têm experiências parecidas. Em algumas, é ainda pior. As mulheres têm problemas de saúde quando chegam a essa época da vida. É horrível quando a vida vira de cabeça para baixo com o declínio dos hormônios. Milhares de vocês fizeram contato comigo. As suas histórias me comoveram, tanto que me inspiraram a escrever este livro.

Meus 40 anos foram o início de uma espiral descendente na minha saúde. Cheguei ao 40º aniversário na melhor forma da vida. Tinha bastante certeza de que envelhecer seria mamão com açúcar. Mas, com 42 anos, minha saúde desmoronou. Fogachos, insônia, perda de memória, humor aleatório e ganho de peso inexplicável se tornaram a minha realidade. Eu me sentia no corpo de outra pessoa, como se um alienígena tivesse ocupado o meu corpo. Não me sentia mais no controle da saúde. A pior parte dessa jornada foi que todos os velhos truques que eu usava para pôr a saúde de volta aos trilhos não funcionavam mais.

Uma das partes mais difíceis dos anos da menopausa é que os sintomas são complexos e imprevisíveis. Muitas vezes, não sabemos quando virão nem quanto tempo durarão, e é difícil identificar o que os provoca. Durante anos, muitas aprendemos a fazer as pazes com os sintomas da síndrome pré-menstrual. Isso é fácil em comparação com a transição da menopausa. A SPM (Síndrome Pré-Menstrual) nos causa uma mudança hormonal breve que acontece pouco antes da menstruação. Encontramos ferramentas para lidar com ela (uma é muito chocolate). Mas a jornada hormonal da menopausa é diferente. Não tem a mesma previsibilidade. Os sintomas vêm e vão sem aviso e aparecem nos piores momentos.

Muitíssimas emoções acompanham essa louca montanha-russa hormonal. Os relacionamentos podem sofrer com o humor imprevisível. A raiva e a agitação se tornam visitas frequentes. Algumas de nós gritamos mais com filhos e parceiros. As menores situações nos irritam.

O mais difícil é que, em geral, não sabemos por quê. Muitas vezes, só ficamos nos sentindo irritadas.

Na jornada da menopausa, ajudei milhares de mulheres que me disseram que tinham perdido completamente a alegria de viver. É frustrante quando as pequenas coisas que nos dão alegria nos anos da juventude não trazem mais a mesma empolgação. Muitas mulheres sentem que a memória enfraquece nesses anos. Muitas param no meio da conversa em busca de palavras e esquecem nomes. Uma noite de sono repousante parece um luxo do passado para muitas mulheres na menopausa. Qualquer barulho ou movimento nos acorda facilmente. Acordadas, passamos horas nos virando na cama na tentativa de voltar a dormir. Em muitas noites, despertamos encharcadas de suor e temos de nos levantar para trocar a roupa e os lençóis. Muitas de nós, nessa época, dariam tudo para acordar repousadas.

E o ganho de peso. Podemos falar um momento do ganho de peso? Não é justo. Você já sentiu que comia igual (ou menos), se exercitava mais e parecia que só engordava? A menopausa se aproxima sorrateiramente. Muitas de nós se sentem jovens demais para passar pela menopausa. Ela é algo que aconteceu com sua mãe, que estava velha. Você não é assim e não pode estar nesse ponto da vida.

Por mais difícil que seja a jornada, quero que você se afaste um momento dos sintomas para lhe dar um novo ponto de vista. Sofrer na menopausa é opcional. Estou falando sério, é mesmo. Os sintomas são gritos de socorro do seu corpo milagroso. Não é preciso passar por eles lutando. Você é bem mais poderosa do que isso. A jornada da menopausa é uma bela oportunidade para se sintonizar e descobrir do que o corpo precisa.

Cada uma precisa de uma coisa diferente. Quero ajudar você a criar um estilo de vida personalizado para o que o seu corpo pede. Os sintomas são dádivas. Sei que não parece quando estão ocorrendo, mas, se tiver uma linguagem, o seu corpo fala com você usando sintomas. Tente não vilanizar o processo. Sintonize-se e escute. Esses sintomas aparecem por uma razão.

Entendo que é dificílimo viver num corpo que não parece seu. Sei que esses sintomas podem tirar a alegria da vida. Você tentou de tudo para se sentir melhor e parece que nada dá certo. O número de ervas, suplementos, remédios, terapias e dietas que implementou para voltar a se sentir normal é vasto. Você está sem respostas e frustradíssima. Entendo. A ajuda está a caminho. Veja este livro como um manual de instruções para suavizar a viagem da menopausa. Essa jornada pode ser uma experiência de dentro para fora. Em vez de procurar algo no lado de fora para curar os sintomas, quero lhe ensinar a ter uma vida que respalda as mudanças que acontecem dentro de você — um estilo de vida que homenageia a sabedoria interna do seu corpo. Isso mudará a sua experiência externa. Quero lhes ensinar a linguagem do seu corpo e lhes fornecer ferramentas para trabalhar com o corpo, não contra ele.

Você verá que sou maluca pela ciência. Para mim, não basta saber que algo funciona; quero saber por que funciona. Construí a minha prática em torno do uso de ferramentas de cura que, além de eficazes, também têm pesquisas que expliquem por que dão certo. Uma das informações mais espantosas que descobri na minha jornada da menopausa foi que doenças como câncer de mama e de ovário, doença cardíaca, diabete, demência e Alzheimer são mais comuns em mulheres pós-menopausa. Quis saber por que é assim. O que prepara as mulheres para tantas doenças? Descobri que nossos hormônios são como uma sinfonia. Cada instrumento tem o seu papel para fazer uma linda música. Se um dos instrumentos se quebra, a peça inteira soa mal. É nesse colapso de alguns hormônios que as doenças se instalam. Equilibrar os hormônios enquanto passamos pela menopausa não serve só para manter a sanidade; também salva vidas.

A minha missão é ajudar as mulheres a entender isso. Se corrigirmos o rumo durante os anos da menopausa da mulher, podemos ajudá-la a prevenir doenças graves como câncer, cardiopatias, demência, Alzheimer e até osteoporose.

Fico honrada de estar nessa jornada com você. Acredito piamente que tudo na vida acontece por alguma razão. Sei que a minha luta na menopausa aconteceu para que, finalmente, eu tivesse respostas para milhares de mulheres que passam por esse processo. Deixe a mente aberta enquanto lê este livro. Muitas ferramentas de estilo de vida que recomendo são de vanguarda, mas podem ser o oposto do que lhe ensinaram até aqui. A ciência nos ensina coisas diferentes. O mundo em que vivemos hoje não é como era décadas atrás. Por conta disso, precisamos cuidar da menopausa de forma diferente.

Tenho ótimas notícias para você. Onde quer que esteja na jornada da menopausa, você pode mudar esses sintomas. E com rapidez. Não é preciso uma pílula mágica; pode ser tão simples quanto fazer no seu modo de vida alterações que atuem no declínio hormonal que você está vivendo. Fico empolgada de lhe mostrar as ferramentas de estilo de vida que descobri e que ajudaram a mim e a milhares de pacientes minhas a suavizar esse passeio. Não acredito em pílulas mágicas. Acredito no poder do corpo humano. O projeto do corpo feminino é incrível. Fomos construídas para criar outro ser humano dentro de nós. Não é o máximo? Mas esse projeto muda drasticamente nos anos da menopausa. Não é preciso uma erva mágica nem um antidepressivo para curar essa mudança. É preciso alterar o estilo de vida para combinar com as mudanças que acontecem dentro de você.

Conhecimento é poder. Quanto melhor você entender o que se passa no seu corpo, mais se sentirá no controle. Entender os hormônios é complexo. Este livro foi pensado para simplificá-los de modo que você consiga trabalhar com eles e não contra eles. Você pode suspender os sintomas. Pode florescer na menopausa. Tem mais poder do que lhe ensinaram. Estou empolgada para lhe devolver esse poder.

CAPÍTULO 2

Bem-vinda à menopausa

Provavelmente, sou a pessoa mais improvável a escrever um livro sobre a menopausa. Durante quase toda a vida, tive pouca dificuldade com os meus hormônios. A menstruação ia e vinha com poucos sintomas. Nunca tive dificuldades com a fertilidade. Quando fiz 30 anos e meu marido e eu decidimos que queríamos conceber um filho, engravidei logo. Não pensava muito em equilibrar hormônios. Então, cheguei aos 40. Os meus hormônios me levaram por um rumo que eu nunca soube que viveria. Foi uma viagem louca e levei uma década para descobrir como sair dela.

Escrevi este livro porque me senti sozinha no decorrer do processo. Os meus sintomas foram intensos e afetaram drasticamente a minha vida. Mas as únicas respostas que encontrei foram aguentar o processo ou medicá-lo. Eu não gostava dessas opções.

Como compartilhei minha jornada de menopausa nas mídias sociais, soube de muitas de vocês que tiveram experiências semelhantes. A menopausa também as atingiu com força. Como eu, vocês não viram que estava chegando. A minha jornada da menopausa começou aos 40 e poucos anos. Da noite para o dia, passei de pessoa gentil, alegre e cheia de energia para uma confusão ardente e emocionada. Sério, senti que alguém tinha sequestrado o meu cérebro e estava controlando os meus pensamentos, sono e bem-estar. Foi uma disrupção na minha vida e nos meus relacionamentos e me fez não amar a pessoa em quem me transformei. E foi o catalisador de uma década de busca que, além de interromper a minha loucura hormonal, permitiu que eu desse meia-volta e ajudasse milhares de mulheres que estavam passando pelas reviravoltas da jornada da menopausa.

Quando fiz 40 anos, eu tinha uma só meta: chegar à melhor forma física da minha vida. Naquele momento, isso significava caber em meus jeans *skinny* favoritos ou ver um determinado número na balança do banheiro. Achei que ser saudável significava comer bem e me exercitar bastante. Minha medida de saúde era uma experiência externa. Se gostasse da minha aparência externa, supus que estaria tudo bem internamente.

Meu 40° aniversário veio e se foi. Ouvi de outras pessoas que fizeram 40 anos a reclamação de que emagrecer tinha ficado muito difícil. Não vivi isso. Eu me sentia invencível. A minha vida estava num ponto ótimo. Eu tinha dois filhos incríveis de 10 e 8 anos na época, um marido amoroso e dedicado, um próspero consultório de bem-estar e uma comunidade incrível de amigos.

Meses depois do 40° aniversário, comecei a passar por ondas profundas de depressão. Vieram do nada, me fizeram chorar sem nenhuma razão específica e me deixaram sem alegria. A princípio, as ondas eram pequenas e pouco frequentes. Mas, conforme a década avançava, ficaram cada vez mais comuns. Sou o tipo de pessoa que faz limonada com os limões e levei algum tempo para entender e reconhecer até que ponto estava deprimida. Continuei usando todas as minhas ferramentas de *mindset* para recuperar a alegria, mas nada dava certo. Nada fazia sentido. Não havia gatilho, nenhum evento traumático, nada em minha vida que eu pudesse apontar e dizer: "É isso. É por isso que me sinto tão triste."

O que aprendi com aqueles anos de depressão é que na vida sempre haverá momentos que nos esgotam. As situações não se resolvem como planejamos e nos deixam deprimidas. Até os 40 e poucos anos, tive esse tipo de depressão. Mas aquela era diferente. A única maneira de descrever é que era profunda e ilógica. Eu queria me retirar da minha vida, que, no papel, era o sonho americano. Quem já lutou com esse tipo de depressão tem a minha solidariedade. É duro. Foi como se algo tomasse conta do meu cérebro e eu não estivesse mais no controle.

Naquele momento da minha carreira profissional, eu sabia muito a respeito de saúde física e pouco sobre saúde mental. Fui garimpar informações sobre ferramentas como alimentação, exercício, quiropraxia, acupuntura e métodos de atenção plena, como meditação e yoga. Li livros inspiradores, escutei palestrantes motivacionais e me apoiei na sabedoria de amigos que já tinham trilhado o caminho da depressão. Todas essas ferramentas ajudaram, mas só temporariamente.

As ondas de depressão logo se transformaram em ataques de pânico. A ansiedade se tornou uma visita frequente. Eu acordava no meio da noite com uma sensação profunda de pavor. Em muitas noites, fazia o que chamava de meu exame da preocupação. Às duas da manhã, ele acontecia, e eu era despertada do sono profundo. Pânico, medo e ansiedade tomavam conta. A mente queria dar uma razão a esse pânico para que eu pudesse entendê-lo. Examinava rapidamente todas as partes da vida em que houvesse algo errado. Nas duas horas seguintes, eu me revirava na cama, tentando resolver na mente problemas que, em alguns casos, não existiam. Parecia insanidade, mas eu não conseguia que parasse.

Então começaram os fogachos noturnos. Eram tão fortes que eu precisava trocar de roupa várias vezes na mesma noite. Os lençóis ficavam tão encharcados que eu tinha de acordar o marido para trocá-los. Comecei a usar um saco de dormir em cima da cama para não precisar despertá-lo. Entre a ansiedade e os fogachos, o sono se tornou uma barreira. Seria fácil dizer que era o começo clássico da menopausa, mas eu tinha 43 anos, com o ciclo regular. A média de idade para o início da menopausa é 55 anos.

Foi um verdadeiro inferno. Não era assim que eu esperava que fosse a saúde aos 40 anos. Eu sabia que havia algo errado com os hormônios do meu corpo, só não conseguia descobrir o que causava o problema. Que ferramenta de estilo de vida eu deixava de ver? Ainda mais importante, como me tirar daquilo?

Em épocas de crise, nunca tive medo de procurar os outros e pedir ajuda. Por sorte, eu estava cercada por uma comunidade incrível de mulheres sábias. Comecei conversando com a minha irmã mais velha. Ela confirmou que passara por depressão e ansiedade com a minha idade e achou que os antidepressivos foram uma boa solução. A recomendação: talvez estivesse na hora de recorrer aos medicamentos. Foi tentador. Tome um comprimido e esse pesadelo vai sumir. Eu não tomava remédios havia anos e, como médica holística, sabia que os medicamentos são apenas um remendo que realmente não aborda a causa básica. Conhecia também estudos das consequências a longo prazo para a saúde do uso crônico de antidepressivos. Talvez a maior desvantagem do uso desses medicamentos seja que, quando se começa, é difícil parar. Eu não me dispunha a mexer de forma tão drástica com o meu sistema neuroquímico. Não queria recorrer a um fármaco para me deixar feliz pelo resto da vida. Era preciso outra solução. Era preciso que houvesse uma razão para eu me sentir daquele jeito.

Fiz contato com meu grupo de amigas, muitas delas cinco a dez anos mais velhas do que eu. A resposta delas foi: "Anime-se. Você está entrando na perimenopausa. Prepare-se: o passeio é violento." Com 43 anos? Ainda não fazia sentido. Eu me lembro que minha mãe passou anos se gabando de que a menopausa foi fácil para ela, que passou pelo processo com 50 e poucos anos sem momentos depressivos nem um único fogacho. Sem dúvida, eu estava deixando de ver alguma coisa.

Certa noite, na feira de ciências da escola do meu filho, eu me vi ao lado de uma das mães, obstetra e ginecologista muito respeitada na comunidade. Eu estava desesperada e sem respostas. Assim, falei com ela da situação. A resposta que me deu mudou drasticamente e para sempre o modo como vejo a saúde.

Ela disse: "Mindy, eu gostaria de ter uma resposta para você. O meu consultório está cheio de mulheres da sua idade com esses sintomas hormonais e, francamente, não sei o que fazer com elas. Os meus livros de Medicina me falharam." Não era essa a resposta que eu esperava. As palavras "o meu consultório está cheio de mulheres com esses sintomas hormonais" e "os meus livros de Medicina me falharam" ficaram semanas em meus ouvidos depois daquela conversa. Se acontecia com tantas mulheres, tinha de haver uma peça do meio ambiente naquele quebra-cabeça hormonal.

Aquela noite mudou tudo para mim. Foi o catalisador que me fez descobrir as ferramentas que usei para reconfigurar não só os meus sintomas da menopausa como os de milhares de mulheres. Essas ferramentas me exigiram anos de pesquisa e persistência para que eu as entendesse e aplicasse, mas foram elas que me devolveram a vida e farão o mesmo por você.

A nossa conversa naquela noite despertou dentro de mim o desejo insaciável de descobrir por que aquilo acontecia com tantas mulheres e o que eu poderia fazer para resolver a crise da minha saúde. Ela me levou por um caminho de pesquisas cativantes que me provam que temos uma epidemia de depressão, ansiedade, desequilíbrio hormonal, resistência a emagrecer e problemas de tiroide nas mulheres de hoje. E, sim, os livros de Medicina nos falharam.

Na última década, empenhei-me profundamente em entender o efeito do mundo tóxico de hoje sobre as mulheres. Fiquei também obcecada por toda a pesquisa que nos prova que o corpo é muito poderoso ao se desintoxicar com ferramentas como o jejum e a dieta cetogênica. Francamente, posso ficar aqui, aos 50 anos, e lhe dizer que sou uma versão mais feliz, saudável e vibrante do meu eu aos 40. As ferramentas que lhe mostro neste livro me devolveram a alegria e a sanidade. Durmo facilmente a noite toda e acordo repousada. Os suores noturnos são uma visita rara. A depressão não encontra o caminho do meu cérebro. Quando um ataque ocasional de ansiedade me espreita, estou preparada e tenho ferramentas para dar meia-volta rapidamente. Eu me sinto poderosa e no controle. Eu me sinto outra vez quem sou.

A minha jornada da menopausa provocou em mim o desejo ardente de ensinar às mulheres como passar por essa época da vida de um jeito diferente. Não precisamos sofrer. Não precisamos criar doenças. Podemos usar a experiência da menopausa como oportunidade para reconfigurar a saúde e ser a nossa melhor versão por muitos anos ainda. Vejo esses protocolos funcionarem várias e várias vezes nas mulheres. Fiquei tão apaixonada pela oportunidade das mulheres na menopausa de reconfigurar a saúde que reconstruí meu consultório em torno desse conceito. Criei programas online, como o Women's Metabolic Reset [reconfiguração metabólica feminina] e os da minha Reset Academy [academia da reconfiguração], que reúnem mulheres num ambiente comunitário de apoio e lhes ensinam as ferramentas que podem usar para superar os sintomas. Finalmente, criei um programa de detox voltado especificamente para remover as toxinas que destroem os hormônios femininos.

Nunca perca a fé em você, que nasceu num corpo incrível e capaz de se curar. Só é preciso aprender a aproveitar esse processo de cura. Estou empolgada por estar nessa jornada com você, que merece uma vida cheia de alegria.

Este livro é um resumo dos meus achados e do caminho que usei para recuperar não só a saúde como a das mulheres do meu consultório e da minha comunidade virtual. Ele é o meu presente a você. Do fundo do coração, espero que você encontre aqui as respostas que está procurando.

CAPÍTULO 3

Reconfigure os sintomas da menopausa

Não importa onde você esteja na jornada da menopausa; quero ensiná-la a reconfigurar os seus sintomas. Os próximos capítulos contêm ferramentas incríveis para você mudar a direção da sua saúde. Quando decidi escrever este livro, estava claro para mim que eu tinha uma única meta em mente: ensinar as mulheres a se curarem dos sintomas da menopausa. Aqui, a heroína não é a médica, a dieta rápida das amigas nem a pílula mágica que fará todos os seus sintomas sumirem. Você é a heroína. A magia está dentro de você.

O seu corpo foi projetado para se curar. Há um estilo de vida que maximiza essa cura. Mas não é simples como dar uma corridinha ou fazer um jejum de três dias com água. É preciso implementar várias mudanças de estilo de vida para progredir durante esses anos. A sua caixa de ferramentas pode incluir o jejum intermitente, a dieta cetobiótica, a alimentação que nutre os hormônios, detox para se livrar de estrogênios tóxicos e técnicas de atenção plena. Em meus anos como médica holística, observei que, quando decidem experimentar um modo natural e mais alternativo de se tratar, as pessoas levam consigo a mentalidade ensinada pela medicina convencional. A mentalidade de um diagnóstico, um comprimido. Pense na pressão arterial. Você entra no consultório do médico e descobre que a pressão está alta. O que ele faz? O mais provável é que lhe dê um diagnóstico e uma receita, não é? Digamos que você não queira tomar o remédio. Que prefira uma abordagem mais natural. Aí você sai atrás daquela coisa única que baixará a pressão naturalmente. E se não havia nenhuma coisa única que fez a pressão subir? E se foram muitas causas? Um suplemento natural não lhe trará a cura.

É o que você vai encontrar com os sintomas da menopausa. O mais provável é que não haja um problema específico que cause os sintomas. O mais provável é que sejam várias causas. Não desanime. O que fiz foi mapear as cinco mudanças principais do estilo de vida que você pode adotar para se sentir bem outra vez. Elas são ajustar o horário das refeições, mudar o que você come, alimentar o seu microbioma, baixar a carga tóxica e equilibrar o nível de estresse. Vamos mergulhar em detalhes nessas cinco partes da sua vida. Vou lhe mostrar o que as pesquisas mais recentes nos provam sobre o modo como esses hábitos afetam os hormônios.

Primeiro, vou lhe ensinar como o seu corpo funciona. Depois, vou lhe mostrar soluções que funcionam a favor do corpo, para que ele tenha um desempenho melhor. Finalmente, vou explicar as etapas que você pode seguir para ter sucesso na adoção dos princípios. Em geral, ponho essas etapas na ordem da mais fácil à mais difícil. Os capítulos 4 e 5 são pensados para ajudar você a entender os seus hormônios no processo da menopausa. Isso é importantíssimo porque, assim que tiver uma compreensão do que esses hormônios fazem durante a menopausa, você conseguirá identificar a mudança de estilo de vida que lhe será mais benéfica. Vamos voltar à analogia da pressão alta. Imagine que seu médico diga: "Aqui estão cinco razões para a sua pressão estar alta" e lhe mostre cinco etapas que você pode adotar para resolver essas razões. Você não se sentiria mais empoderada e no controle do que se simplesmente recebesse uma receita?

Os capítulos 4 e 5 são a base das mudanças que você pode fazer para curtir o passeio da menopausa. Depois de passar por eles, você mergulhará nos capítulos 6 a 10. Eles delineiam as mudanças de estilo de vida que você pode fazer para progredir na menopausa. Talvez você leia esses capítulos e se sinta uma estrela, porque já faz boa parte do que apresento. Se for o seu caso, fabuloso. Leia as etapas que explico no fim do capítulo e se pergunte se já cumpriu todas elas. A maioria descobre que pode fazer mais para melhorar a saúde. Se você ler esses capítulos do meio e perceber que não sabe nada do que apresento ali, fabuloso também. Volte e releia o capítulo. Então, siga as etapas na ordem exata em que as apresento.

No fim do livro, vou lhe mostrar exatamente como juntar tudo e lhe dar recursos para apoiá-la na jornada para reconfigurar a menopausa. Faça o que fizer, não desista. Pus essas etapas ali de propósito para você. Quando ficamos sobrecarregadas de informações novas, é fácil as crenças limitantes aparecerem. Talvez a sua mente lhe diga bobagens como "Isso é difícil demais" ou "Nunca vou conseguir" ou "O que meus amigos e familiares vão pensar de mim?" Não dê ouvidos a esses pensamentos. O que ensino está alinhado ao modo como o seu corpo quer que você se cuide. Você verá que, quando trabalha a favor do projeto do seu corpo, as mudanças de estilo de vida parecem não exigem esforço. Vejo isso o tempo todo. Alguém me diz que tem um desejo insaciável por doces que nada consegue mudar. Então consertamos o microbioma intestinal e a vontade de comer doces some. Só fizemos trabalhar a favor do projeto do corpo, e o sintoma mudou.

Veja as cinco mudanças de estilo de vida que reconfiguram a menopausa.

1ª etapa: Mude *quando* você come
2ª etapa: Veja o que você come
3ª etapa: Conserte o seu microbioma
4ª etapa: Desintoxique a si e à vida
5ª etapa: Pare com a pressa

Cada passo se baseia no anterior. Como ao subir uma longa escada, vá um degrau de cada vez. Antes de perceber, você terá todas as etapas reunidas num belo estilo de vida que dará certo para você.

Foi o que aconteceu com Cathy. Com 49 anos, ela estava no ápice dos sintomas da menopausa. Suores noturnos, ansiedade, perda de memória, queda capilar, fadiga crônica, colesterol crescente e ganho de peso inexplicável se tornaram o seu novo normal. Como atleta de alto desempenho, ela estava acostumada a se exercitar para se livrar de qualquer sintoma. Pela primeira vez na vida, o exercício não trouxe a cura. Na verdade, quanto mais ela se exercitava, piores os sintomas ficavam. Quando comecei a trabalhar com Cathy, ela era o tipo de mulher que fazia seis refeições por dia ricas em carboidratos. Tinha sido treinada na mentalidade de que "o café da manhã é a refeição mais importante do dia".

O estilo de vida de *A reconfiguração da menopausa* era novíssimo para Cathy. Na verdade, muitas ferramentas que lhe recomendei pareciam anti-intuitivas em comparação com o que lhe ensinaram a vida toda sobre a saúde. Mas os velhos truques não estavam dando certo. Ela sabia que estava na hora de mudar. Assim, mergulhou fundo e trabalhou as etapas que esbocei acima. Comecei adiando uma hora o café da manhã de Cathy. No começo, foi difícil. Mas ela logo pegou o jeito e, em semanas, fazia jejum intermitente todo dia. Só com esse primeiro passo, ela sentiu mais energia. Minha tarefa seguinte foi afastar Cathy da alimentação rica em carboidratos. Ela começou removendo os carboidratos refinados, como pão e macarrão. Isso desacelerou a fome e lhe permitiu jejuar mais tempo. Por jejuar mais tempo, ela perdeu a gordura abdominal acumulada nos últimos anos.

Com mais energia, menos fome e perda de peso, testei o seu intestino para ver que tipo de bactéria boa trabalhava para ela. Acontece que ela estava com uma deficiência enorme de bactérias úteis que baixam o colesterol, decompõem o estrogênio tóxico e aceleram o metabolismo. Cathy começou a acrescentar à alimentação mais diversidade de plantas e alimentos prebióticos, probióticos e com polifenóis. Nessa etapa, o colesterol baixou, e até notei mudanças da pele e do cabelo.

A última etapa foi reduzir a carga tóxica. O exame de metais pesados mostrou que Cathy tinha um nível altíssimo de chumbo e mercúrio. Ensinei-a a remover essas toxinas com segurança e eficácia, primeiro com a abertura das vias da desintoxicação, depois com a sua remoção do corpo e do cérebro. Esse último passo devolveu a vida a Cathy. Ela começou a dormir a noite inteira, a ansiedade sumiu, o cabelo parou de cair e os suores noturnos viraram coisa do passado.

Embora não estivesse oficialmente na menopausa, agora Cathy tinha as ferramentas para manter os sintomas no nível mínimo. Com todas as etapas anteriores cumpridas, Cathy examinou a sua vida ocupadíssima. Ela inseriu pausas, disse não a novos convites que a esgotariam e até conseguimos que acrescentasse mais variedade à sua programação de exercícios.

Cada etapa foi um novo modo de vida para Cathy. A princípio, cada uma delas era desconhecida. Mas, enquanto ela persistia, cada etapa ficou mais fácil e familiar. A melhor parte é que cada uma delas lhe trouxe de volta um novo nível de saúde. Recentemente, fiz um exame hormonal em Cathy, e os seus hormônios estavam incríveis e bem equilibrados. Ela estava em condições perfeitas para passar pela menopausa com sintomas mínimos e sem espaço para doenças.

Você pode fazer exatamente o que Cathy fez. Ela não tinha nenhum superpoder que você também não tenha. Siga as etapas. Aproveite um dos meus programas online, se precisar de mais apoio e de uma comunidade. Saiba que esse processo funciona, e funciona sempre.

Como diversão extra, além das mudanças de estilo de vida que você pode adotar para suavizar o passeio da menopausa, também incluí algumas ferramentas de vanguarda que vão acelerar o processo de cura. Mais uma vez, este é um livro de estilo de vida. Se gosta do que tenho a dizer no capítulo 11 sobre se manter jovem para sempre, não se esqueça de continuar trabalhando com os princípios de estilo de vida que reconfiguram a menopausa.

Você já entendeu. Observei milhares de mulheres passarem pelo processo de reconfigurar a sua saúde. Não importa onde você esteja na jornada da menopausa: antes, durante ou depois, a sua saúde pode mudar. Mal posso esperar para lhe mostrar o que fazer.

CAPÍTULO 4

Você não está perdendo a cabeça, está perdendo hormônios

É bem possível que a menopausa seja a época hormonal mais louca da sua vida. Juro que você não está maluca. Descobri que, na verdade, eu conhecia pouquíssimo os meus hormônios. Não percebia o impacto imenso causado em minha vida. Eu via a menopausa como um interruptor que se ligava quando a mulher chegava a certa idade. Num dia você menstrua; no dia seguinte, não. Nada estaria mais longe da verdade. Para muitas mulheres, a menopausa pode ser uma jornada de dez a quinze anos em que os ovários deixam de funcionar e outros órgãos assumem a falta de hormônios. Esses órgãos talvez já estejam sobrecarregados, sem condições de fazer o serviço.

Quero que você domine os seus hormônios. Isso significa ter uma compreensão básica de quais hormônios mais causam impacto durante a jornada da menopausa. Significa também conhecer os órgãos do corpo que produzem esses hormônios. Esses órgãos formam o sistema endócrino. Neste capítulo, vou lhe apresentar os órgãos endócrinos que mais influenciam os sintomas. Falarei também das minhas estratégias favoritas para entender o seu perfil hormonal e com quais hormônios você mais precisa trabalhar.

Voltemos ao projeto do seu organismo. Quer você goste, quer não, por ser mulher a maior parte do seu projeto se dedica a criar e dar à luz um bebê. A partir do momento em que você entrou na puberdade, o seu corpo e a sua mente estão sob a influência neuroquímica de hormônios com um efeito potente sobre o que você sente. Se eu detalhasse todas as substâncias que passam pelo nosso corpo num período menstrual de 28 dias, você ficaria chocada cuja quantidade precisa trabalhar em conjunto todo mês para lhe dar alegria, ajudá-la a dormir, acalmá-la, embelezá-la, manter o cabelo cheio e a pele sem rugas, lubrificar as membranas mucosas, aumentar o seu impulso sexual, lhe permitir ser multitarefa, motivar você a se exercitar e até lhe dar o dom da tagarelice. Desde que entrou na puberdade, você tem uma linda sinfonia de hormônios que a ajuda em muitíssimos aspectos. A dificuldade da mulher na menopausa é que todos esses hormônios úteis se vão.

A década dos quarenta é o começo desse declínio hormonal; mas os hormônios não declinam de maneira lenta e constante. Eles enlouquecem. Em alguns dias, ficam mais altos do que o normal, em outros, nem existem. É isso que nos deixa na montanha-russa emocional, e sentimos que vamos enlouquecer. Em essência, num dia você tem os hormônios de uma adolescente; no seguinte, está completamente sem hormônios, como uma mulher no climatério.

Os altos e baixos das minhas emoções eram tão intensos que eu nunca sabia se me encheria de alegria e gratidão ou se teria vontade de matar qualquer um a me olhar torto. Parecia que o meu estado mental não vinha das circunstâncias certas. Era como se outra coisa estivesse no comando, como se um alienígena tivesse ocupado o meu cérebro e me deixasse descontrolada e imprevisível. Eu detestava, mas foram esses altos e baixos malucos que me capacitaram a conhecer o meu corpo num nível mais profundo.

Quando mergulhar no entendimento dos hormônios, você verá que há muitos mal-entendidos sociais sobre o funcionamento do sistema hormonal feminino. Por exemplo, você sabia que os seus hormônios não são controlados por um único órgão do corpo? Eles são controlados por uma equipe de órgãos. Esse mal-entendido é muito comum nas doenças da tiroide. Quando o metabolismo da mulher enlouquece, é comum que ela vá ao médico, peça exames da tiroide para ver se o órgão funciona corretamente. Mas esse órgão não trabalha sozinho. Ele precisa receber ordens do hipotálamo e da glândula hipófise no cérebro. Tratar a tiroide como órgão isolado nunca resolverá completamente a doença. É preciso abordar a equipe toda.

As glândulas endócrinas são os órgãos que produzem os hormônios. Todos eles funcionam com essa abordagem do trabalho em equipe. Essas equipes têm até nome. Por exemplo, um dos nomes que talvez você conheça é o eixo HHA (ou, em inglês, HPA). É a equipe que inclui o hipotálamo, a hipófise e as glândulas adrenais ou suprarrenais. Essa equipe produz cortisol para você ter energia e clareza mental em momentos de estresse. A outra equipe que trabalha muito por você é a dos hormônios sexuais, chamada de eixo HHO (ou HPO em inglês). Essa equipe também é formada pelo hipotálamo e pela hipófise, e a glândula endócrina são os ovários. A equipe do eixo HHO controla toda a produção de estrogênio, progesterona e testosterona.

Quando chega aos 40 anos, o eixo HHO começa a se desacelerar. Ele cumpriu a sua função durante mais de trinta anos e não está mais interessado em trabalhar. Mas o corpo ainda precisa de alguns hormônios sexuais, e o eixo HHO precisa passar o serviço a outra equipe. Essa é o eixo HHA. É nessa passagem que começa a loucura da menopausa.

Em muitas mulheres, o eixo HHA faz hora extra há anos devido a todo o estresse físico, emocional e químico em que vivemos. Quando a equipe do eixo HHO se demite e entrega o serviço à equipe do eixo HHA, os hormônios sexuais declinam rapidamente. Esse declínio nos deixa ansiosas, deprimidas, incapazes de dormir, sem libido, perdendo músculos, engordando e com a sensação de estarmos enlouquecendo. Foi exatamente o que aconteceu comigo.

O difícil é identificar que membro da equipe está com dificuldades e precisa de ajuda. Como há muitos jogadores na partida hormonal, correr atrás dos hormônios em declínio com ervas e medicamentos em geral deixará você frustrada e sem respostas. Caso se disponha a arregaçar as mangas e mergulhar na compreensão do corpo e de tudo o que está envolvido no quadro hormonal, você conseguirá levar a sua saúde a um nível mais alto do que antes.

Essa transição pela menopausa é fundamental. Muitos desequilíbrios do corpo vão se revelar. Entender esses desequilíbrios e se comprometer em consertá-los pode salvar a sua vida. A menopausa é uma época incrível para reconfigurar a saúde. Os anos da juventude são muito voltados para criar família, construir carreira e cuidar dos que nos cercam. Os anos da menopausa são a oportunidade de cuidar de nós. Deveríamos tomar um cuidado insano com a nossa saúde para sermos a nossa melhor versão nos próximos anos.

Consertar os hormônios durante esses anos parece uma tarefa árdua. Às vezes, tomar um comprimido para resolver o problema soa atraente. Eu lhe juro que, se tiver persistência e escutar o seu corpo, além de ajudar os seus sintomas hoje, o seu eu do amanhã também lhe agradecerá. Aqui está o conselho que dou às mulheres enquanto remontamos o seu quadro hormonal: tenha paciência e crie a sua caixa de ferramentas.

Não é como consertar uma entorse de tornozelo. Equilibrar os hormônios é muito mais complicado. Enquanto avança por esses anos, você ainda terá altos e baixos. Não há como evitar. Mas você pode controlar a duração dos pontos baixos. Cada uma terá uma caixa de ferramentas diferente. Por exemplo, para muitas remover os metais pesados do hipotálamo e da hipófise equilibrará o nível de melatonina e permitirá voltar a dormir, enquanto outras precisarão baixar o nível de carboidrato e criar um estilo de vida com jejum para escapar da resistência à insulina.

Como a menopausa é uma jornada, é utilíssimo saber qual ferramenta equilibra que hormônio. Isso leva você de volta ao volante.

Disponha-se a se transformar em prioridade

Sei que você vem dedicando todo o seu coração e toda a sua alma a todos que a cercam, mas está na hora de pôr o seu coração e a sua alma em você. O declínio dos hormônios significa declínio da proteção. Na transição da menopausa, você fica mais vulnerável do que nunca a doenças. Nas páginas deste livro estão as melhores ferramentas para reconfigurar os hormônios, mas o que mais salvará a sua vida é se transformar em prioridade.

Como em nenhuma outra época, os anos da menopausa revelarão quais são os seus desequilíbrios. Se você leva uma vida estressante e assoberbada, isso vai aparecer. Se conseguiu comer o que queria sem nenhum efeito negativo, isso pode mudar drasticamente com o declínio dos hormônios. Se quiser prosperar nesses anos, o seu estilo de vida talvez precise de uma reforma radical. Mas tudo começa respirando fundo e se transformando em prioridade agora.

Foi exatamente o que aconteceu com Debbie. Com 45 anos, além do emprego importante e muito exigente, ela também voltava para casa no fim do dia com a tarefa de cuidar da família. Isso lhe dava pouco espaço para pensar em si. Aos 40 e poucos anos, as exigências da vida lhe deixavam pouco tempo para se concentrar em si mesma. Debbie via o autocuidado como um luxo, não como o segredo para equilibrar os seus hormônios. Quando os sintomas da menopausa se descontrolaram e ficou difícil manter a vida que tinha criado, ela me procurou para uma consulta. Fiz um exame hormonal e constatei que o nível das suprarrenais, assim como o de progesterona, testosterona e DHEA (desidroepiandrosterona), estava baixíssimo. Não havia dieta nem detox que salvasse Debbie, a não ser que ela se transformasse em prioridade.

O primeiro passo para reconfigurar a menopausa de Debbie foi esvaziar a sua agenda. Ela teve de aprender a dizer não e a priorizar o tempo ocioso. Depois que deu prioridade a si e passou a pensar primeiro nas suas necessidades hormonais, os sintomas começaram a se acalmar.

Não adivinhe: teste

Como há muitíssimos jogadores envolvidos no quadro hormonal, é nessa hora que os exames se tornam fundamentais. Para mim, o mais útil é o chamado exame hormonal DUTCH Complete™ (Exame hormonal de urina seca). Adoro esse exame pela razão de ser fácil de usar e nos dar um quadro completo de todos os hormônios envolvidos na jornada da menopausa da mulher.

O DUTCH é um exame de urina feito em casa. Você pode encomendar o exame no site do meu consultório. É preciso colher cinco amostras de urina diferentes num período de doze horas. O resultado lhe dirá exatamente o que acontece com os seus hormônios sexuais: estrogênio, progesterona e testosterona. Ainda lhe dará a leitura do funcionamento das glândulas suprarrenais. Isso é muito útil quando queremos saber se essas glândulas estão produzindo cortisol suficiente e na hora certa do dia.

O exame pode lhe dar uma compreensão melhor de neurotransmissores como a serotonina e a dopamina, que nos mantêm felizes. Esse exame potente também lhe dirá se o seu organismo é eficiente para se livrar das toxinas e se você está metilando (processo bioquímico que envolve a adição de um grupo metil), o que explicarei melhor adiante e no capítulo 9. Você pode até ver se a sua glândula pineal produz melatonina suficiente. Consegue entender por que adoro esse exame? Ele é muito completo e meticuloso.

Talvez o que eu mais goste no exame DUTCH é a discriminação dos metabólitos do estrogênio. Metabólito é uma palavra bonita para explicar o que acontece com uma substância depois de decomposta ou metabolizada. Nesse caso, os metabólitos do estrogênio são uma medida importante para saber em que se transforma o seu estrogênio total. Às vezes, os hormônios são metabolizados em subprodutos que produzem doenças. Isso é bem verdadeiro no caso do estrogênio. Quando sabe em que o seu estrogênio se decompõe, a mulher consegue prevenir muitos cânceres hormonais.

Há três tipos de metabólitos do estrogênio. Um é protetor e ajuda a prevenir os cânceres hormonais e a doença cardiovascular. Dois são prejudiciais e causarão muitos cânceres. Conhecer o equilíbrio entre esses estrogênios é fundamental, tanto para se sentir bem hoje quanto para prevenir doenças no futuro. Quando se conhece o equilíbrio de metabólitos do estrogênio, há estratégias de detox que podemos implementar para aumentar o estrogênio protetor e reduzir os prejudiciais.

Recentemente, Megan, paciente minha de 48 anos, fez o exame DUTCH; seus estrogênios ruins estavam altíssimos, em contrapartida os protetores estavam baixíssimos. Ela também não metilava adequadamente. A metilação é apenas uma palavra bonita que significa a capacidade da célula de se desintoxicar. Não metilar bem pode ser um problema para a mulher na menopausa porque essas toxinas ficarão dentro da célula e causarão danos a longo prazo. Quando olhei o exame, pensei: "Uau, as informações aqui vão salvar a vida de Megan". Ela estava numa via rápida para criar uma doença hormonal, como o câncer de mama.

Acontece que Megan adorava comer fora, em geral sem preocupação com a qualidade do que comia. Visitava lanchonetes com frequência. Quando me sentei com ela para ler o resultado do exame DUTCH, fui clara: a hora de mudar os hábitos alimentares era aquela. Se não limpasse sua alimentação, ela estaria na via expressa do câncer de mama. Os achados desse exame são realmente poderosos.

O que adoro em Megan é que ela é o tipo de mulher que topa tudo. Quando viu o exame DUTCH, ela se mobilizou. Além de mudar os hábitos alimentares, ela também entrou em meu programa *Women's Metabolic Reset* e aprendeu a comer e jejuar para emagrecer. Hoje, ela já perdeu vinte quilos e se sente melhor do que nunca. A melhor parte é que fizemos um outro exame DUTCH para comparar e vimos os estrogênios bons subindo e os ruins caindo — literalmente, essas informações salvam vidas.

Acredito tanto nas informações que esse exame nos traz que recomendo a toda mulher, antes ou depois da menopausa, a fazê-lo. Eliminaremos muito sofrimento se as mulheres entenderem melhor o seu perfil hormonal e corrigirem o rumo antes que seja tarde demais.

Quero garantir que você obterá o máximo com este livro. Não procuro lhe dar informações para entreter; quero que este livro mude a sua vida. Enquanto avança pelos próximos capítulos, pense em criar uma caixa de ferramentas hormonais. As ferramentas que lhe mostrarei podem ser adotadas em etapas. Domine a primeira etapa, depois passe para a próxima. Estou empolgada para levar você nessa jornada. Você vive num corpo muito incrível, capaz de se curar e que quer trabalhar com você, não contra você. Nunca perca a fé em si mesma. Não deixe ninguém lhe dizer que precisa conviver com os seus sintomas. Você é mais poderosa do que isso.

Enquanto avança pelos próximos capítulos, não esqueça os princípios que lhe ensinei aqui. Pense em Megan, que fez exames e decidiu se priorizar e mudar alguns hábitos letais. Ela corrigiu o rumo para que a outra metade da sua vida não girasse em torno de administrar doenças. Como em nenhuma outra época da vida, compreender os hormônios, tornar-se prioridade e criar para si uma caixa de ferramentas pode salvar a sua vida.

Agora, vamos mergulhar e entender cada hormônio para montar a melhor caixa de ferramentas para você.

CAPÍTULO 5

Querida progesterona, desculpe não lhe dar o merecido valor

Serei franca com você. Antes da minha jornada pela menopausa, eu não pensava muito nos meus hormônios. Nunca lhes dei crédito pela alegria trazida nem pelo impacto que causavam na minha saúde. Eu me lembro de que, quando as ondas de ansiedade me atingiram, mergulhei no entendimento da progesterona. Nunca percebi que esse hormônio glorioso me aparecia todo mês para me acalmar e deixar o meu corpo à vontade. Então, ela desapareceu — e eu adoraria que voltasse. Num dia cheio de ansiedade, fui trabalhar e a ideia me passou pela cabeça: "Sempre dei a progesterona como certa. Que dádiva esse hormônio foi para mim." Desde então, aprendi que muitas mulheres não fazem ideia de qual hormônio vem e vai nem de como cada um deles contribui para o seu bem-estar. Como a menopausa é a época em que os hormônios sexuais sobem e descem, é útil entender o que eles fazem.

Digo o tempo todo às minhas clientes, se quiserem equilibrar os hormônios e voltar a se sentir como sempre se sentiram, é bom entenderem o básico sobre os hormônios envolvidos na jornada da menopausa. Foi exatamente o que fiz quando os meus hormônios se descontrolaram. Voltei aos livros e mergulhei fundo no básico da fisiologia feminina. Conhecimento é poder, e eu me sentia impotente. Nas páginas seguintes, quero lhe dar esse poder também.

O primeiro passo para recuperar a sensação de controle é entender quais hormônios afetam cada sintoma. Quando tiver um entendimento básico dos seus hormônios, você saberá que ferramentas usar.

Vamos começar com a hierarquia hormonal. Você sabia que os hormônios não são todos iguais? Alguns têm mais poder do que os outros. Esse é um conceito básico que Anna Cabeca defende no livro *The Hormone Fix* [A solução hormonal, em tradução livre]. Quando pensamos na menopausa, o mais provável é considerar problemáticos os três hormônios sexuais: estrogênio, progesterona e testosterona. Quando esses hormônios declinam, parece fazer sentido elevar o seu nível. Mas há outros três hormônios que têm um efeito potente nos hormônios sexuais. Se não equilibrar esses três, você vai trabalhar contra o declínio dos hormônios sexuais e nunca voltará a se sentir como antes.

Essa é a parte divertida. Adivinhe qual hormônio está no alto da hierarquia? A ocitocina. Lembra-se desse hormônio? Se você for mãe, foi ele que jorrou dentro de você quando pegou seu filho pela primeira vez. Lembra-se de como foi incrível? Já se apaixonou? Pois adivinhe: a ocitocina lhe deu aquela sensação incrível e gostosa por dentro toda vez que você via a pessoa amada. Alguma amante de animais por aí? Adivinhe o que nos deixa tão calmas e relaxadas quando nos aconchegamos com os nossos animais? A ocitocina.

A ocitocina é o melhor hormônio que existe. A parte bonita do nosso projeto é que ela fica no alto da pirâmide hormonal. Quando temos montes de ocitocina no organismo, damos um grande passo para equilibrar os hormônios sexuais. Não é incrível?

O próximo hormônio na fila é o cortisol. É, eu sei. O temido cortisol. É aquele que sempre tira a sua saúde do rumo. O cortisol nos dá a barriguinha que odiamos, faz a glicemia subir e nos acorda às duas da madrugada para avisar que há uma crise em andamento. Toda vez que você se estressa ou percebe estar sob estresse, o corpo lhe dá uma boa dose de cortisol. Esse hormônio aparece até quando você programa um excesso de atividades divertidas. Ele é o hormônio da mulher apressada.

O cortisol tem um efeito tão potente nos hormônios sexuais que decidi dedicar um capítulo inteiro a ajudar você a equilibrá-lo. Trabalhei com milhares de mulheres que passam pela transição da menopausa, e baixar os picos de cortisol é fundamental. Você terá dificuldade de emagrecer, de dormir bem e de se sentir relaxada com quem você é se não controlá-lo.

Abaixo do cortisol, fica a insulina. Esse é o hormônio do emagrecimento. A insulina é liberada pelo pâncreas quando você come. Quanto mais açúcar na refeição, mais insulina é liberada. Se mantiver uma alimentação rica em açúcar e carboidrato, você continuará a liberar insulina. Quando não consegue lidar com toda a insulina liberada no sistema por meio da alimentação, o organismo a armazena na gordura. Essa gordura pode ficar anos lá até você forçar o corpo a acessá-la. Jason Fung, autor de *O código da obesidade*, foi um dos primeiros médicos a chamar a atenção para o fato de que engordar não é uma situação de entrada e saída de calorias. É uma situação hormonal. Se tiver dificuldade de emagrecer durante a menopausa, você precisará de soluções que estimulem o organismo a encontrar a glicose e a insulina armazenadas anos atrás na gordura. Não basta apenas mudar a alimentação. Por isso, encorajo todas as minhas pacientes que passam pela menopausa a adotarem um estilo de vida com jejuns. Vou explicar com detalhes como é isso nos próximos capítulos.

Agora, finalmente chegamos aos hormônios sexuais. Eles estão na parte mais baixa da hierarquia porque podem ser drasticamente influenciados pelos hormônios acima. São três os hormônios sexuais que mais nos afetam: estrogênio, progesterona e testosterona.

Vamos começar com o estrogênio. Acho que ele tem má fama. Na juventude, você pode ter atribuído a ele o humor pré-menstrual aleatório. A sociedade vilaniza o estrogênio pela sensibilidade emocional ou por causar doenças como os cânceres de mama. Mas o estrogênio não é só mau. Ele nos ajuda em vários aspectos.

Durante a maior parte da vida, o estrogênio tem um pico no organismo por volta do 12º dia do ciclo menstrual. É esse pico que avisa aos ovários que liberem um óvulo pronto para a implantação. Se você tem filhos, o estrogênio teve o importante papel de garantir que você tivesse um óvulo pronto. Sem a quantidade adequada de estrogênio, não é possível engravidar.

O estrogênio também nos embeleza. Voltemos ao nosso projeto brilhante. Quando há o pico de estrogênio e o óvulo é liberado, o corpo se prepara para criar um bebê. Para garantir o acasalamento, o estrogênio deixa você o mais atraente possível. Isso significa espessar o cabelo; lhe dar uma pele lisa e viçosa; e até acrescentar um pouco de gordura nos quadris para você parecer perfeita para ter filhos. Pois é, acredite se quiser: há uma proporção entre a cintura e o quadril que, supostamente, nos torna mais atraentes. O estrogênio também atua garantindo que as membranas vaginais fiquem bem lubrificadas — mais uma vez, tudo pela procriação.

Agora, depois de tudo isso, há um lado sombrio do estrogênio que você precisa conhecer. Como mencionei temos três tipos (metabólitos) de estrogênio: um protetor e dois destrutivos. Se deixar que os destrutivos se acumulem e não nutrir os protetores, você corre o risco de desenvolver cânceres hormonais como os de mama e ovário. No capítulo 7, vou lhe mostrar de que modo comer para criar bons estrogênios e, no capítulo 9, falaremos de como não acumular os maus.

O próximo hormônio sexual que foi seu amigo todos esses anos é a progesterona. Se os hormônios fossem um desenho da Disney, o estrogênio seria as irmãs malvadas que recebem toda a atenção e a progesterona seria a Cinderela, que tem de fazer todo o trabalho sem receber crédito. Só apreciei plenamente esse hormônio sexual incrível quando ele começou a desaparecer. Enquanto eu avançava pelos anos da menopausa, a progesterona despencou e me deixou com ciclos menstruais irregulares, ansiedade e incapacidade de relaxar sendo quem sou.

A progesterona aparece de sobra em sua vida no 21º dia do ciclo menstrual. É ela que faz o útero perder o revestimento e sangrar todo mês. A progesterona nos acalma. Ainda impede que o estrogênio apronte. O estrogênio e a progesterona têm uma relação inversa. Quando a progesterona cai, o estrogênio pode se desgovernar. Esse equilíbrio estrogênio/progesterona é fundamental para manter sob controle toda uma série de sintomas da menopausa.

A baixa progesterona costuma causar dificuldades para as mulheres que passam pela menopausa. Você sabe que ela baixou quando começa a sangrar dias antes da data prevista da menstruação. Ou talvez tenha menstruações muito intensas, parecidas com hemorragias. Em geral, a progesterona cai nas mulheres durante a menopausa por causa das demandas do estresse que enfrentaram entre os 30 e os 50 anos.

Para muitas mulheres, a progesterona cai no decorrer da menopausa porque um hormônio esteroide chamado DHEA se reduz. Por uma série de reações químicas, o DHEA produz progesterona, testosterona e cortisol. Como o corpo sempre prioriza o estresse acima de tudo, se você passou muitos anos estressada, o estoque de DHEA pode ter sido aproveitado para fazer cortisol. Isso pode deixar você com pouca progesterona e testosterona. É aí que um exame hormonal abrangente como o DUTCH é prático e lhe diz o nível exato de DHEA. Aumentar esse nível ajuda a produzir mais progesterona.

Finalmente, há a testosterona. Talvez você considere a testosterona um hormônio masculino, mas ela também é utilíssima para as mulheres. Ela nos ajuda em três áreas principais: sexo, motivação e massa muscular. É a testosterona que nos dá o impulso sexual. É ela também que nos motiva a correr atrás dos sonhos ou a ter vontade de fazer exercícios. Quando a testosterona está alta no corpo, também conservamos os músculos com mais facilidade na velhice. A baixa testosterona pode contribuir bastante para os sintomas da menopausa. Um conjunto clássico de sintomas que vejo na menopausa é o baixo impulso sexual, a falta de vontade de se exercitar e a perda muscular perceptível nas mulheres. Esse é um problema da testosterona.

Agora que compreende o jogo dos principais hormônios na jornada da menopausa, veja como funciona essa hierarquia hormonal. Quando o estresse aumenta, o cortisol sobe. Quando ele sobe, o nível de açúcar no sangue vai junto. Quando o açúcar no sangue aumenta, a insulina sobe também. É nesse ponto que o corpo começa a armazenar gordura com mais rapidez. O nível elevado de cortisol e insulina acelera o declínio dos hormônios sexuais e nos deixa com insônia, queda capilar, ansiedade, fogachos, névoa mental, resistência a emagrecer, pouco impulso sexual, secura vaginal e perda muscular. Parece familiar?

Foi essa a situação exata que aconteceu com Kimberly, uma das minhas pacientes. Ela me procurou com sintomas precoces de menopausa: fadiga muscular, perda de libido, insônia, aumento de peso inexplicado e ansiedade. Com 40 anos, tinha perdido o pique. Não conseguia relaxar dentro de si. Ela sempre achava que havia uma crise à sua espera. O nível de estresse era altíssimo. Ela trabalhava muitas horas por dia numa exigente empresa de alta tecnologia do Vale do Silício. Quando não estava trabalhando, criava dois filhos. Era o exemplo da mulher apressada.

Certo dia, quando Kimberly achou que estava perdendo a saúde, uma amiga lhe falou do jejum intermitente.

Por ser engenheira, ela quis saber exatamente como jejuar e por que dava certo. Encontrou os meus vídeos sobre jejum no YouTube e decidiu aplicar o jejum intermitente à vida cotidiana. Em poucas semanas, ela emagreceu. A energia parou de sumir à tarde. Ela ficou tão estimulada com o resultado que decidiu dar o próximo passo e trabalhar com o que comia. Foi quando Kimberly encontrou o meu protocolo de 28 Dias de Reconfiguração Hormonal. (No capítulo 7, vou lhe ensinar esse protocolo.) Essas duas grandes mudanças reequilibraram o nível de insulina. A saúde voltou aos poucos, mas parecia que nada melhorava a fadiga muscular, a libido e a ansiedade. Foi quando ela fez contato comigo. Realizei o exame DUTCH e descobri que o nível de estresse foi tão alto por tanto tempo que as suprarrenais estavam praticamente esgotadas. O nível de cortisol estava todo alterado, e o nível de DHEA e testosterona era baixíssimo. Isso explicava a manutenção dos sintomas.

Vejamos o que aconteceu com Kimberly dentro da estrutura da hierarquia hormonal. Ela começou controlando a insulina. Reequilibrar o nível de insulina não foi suficiente para resolver a baixa testosterona. Ela precisava equilibrar o nível de cortisol. Foi exatamente o que fizemos juntas. Assim que reforcei as suprarrenais, fiz o nível de DHEA voltar a subir e regulei o nível de cortisol, ela voltou a se sentir quem era outra vez. A ansiedade sumiu, a força muscular voltou e a libido retornou. A parte legal da história de Kimberly é que, com a libido de volta, agora ela produzia mais ocitocina. Com mais ocitocina no quadro, conseguia manter o nível de cortisol equilibrado. Por manter o cortisol equilibrado, ela achou muito mais fácil jejuar. Isso lhe permitiu manter baixo o nível de insulina. Com os picos de ocitocina, o cortisol bem equilibrado e o nível de insulina baixo, ela consegue manter um nível alto de testosterona. Vê como tudo se encaixa? É como um quebra-cabeça: assim que descobre como resolver, os sintomas da menopausa ficam bem mais administráveis.

Todas temos quadros hormonais diferentes. É importante saber que regular apenas a insulina talvez não resolva todos os sintomas da menopausa. Enquanto levo você pelos próximos capítulos, lembre-se de que é como montar o seu quebra-cabeça hormonal pessoal.

Agora, arregacemos as mangas para equilibrar os hormônios.

CAPÍTULO 6

O café da manhã é a refeição mais perigosa do dia?

Lembra-se de quando lhe ensinaram que o café da manhã era a refeição mais importante do dia? E, quanto mais comesse, mais rápido seria o seu metabolismo? Bom, estou aqui para lhe dizer que não há ciência por trás desses dois mitos alimentares. Acredite se quiser: isso de café da manhã ser a refeição mais importante do dia foi um *slogan* publicitário da Kellogg's na década de 1970 para promover os Corn Flakes, os seus novos flocos de milho. E nunca se comprovou que seis a oito pequenas refeições por dia acelerariam o metabolismo de alguém. O segredo do emagrecimento depende de um único hormônio: a insulina.

Equilibrar a insulina é imperativo para manter a saúde. Acredite se quiser: esse pode ser o hormônio mais fácil de equilibrar. Você controla o nível de insulina toda vez que come e que jejua. Reconfigurar o nível de insulina vira uma tarefa bem simples quando você começa a entender quando e o que comer. Neste capítulo, vou lhe mostrar como equilibrar melhor a insulina com a mudança do horário das refeições.

Para entender melhor o funcionamento da insulina no organismo, voltemos à vida dos nossos ancestrais. Hoje vivemos num mundo moderno em que demos grandes passos tecnológicos, mas o projeto do nosso corpo se manteve basicamente o mesmo da época das cavernas. Naqueles dias primitivos, as mulheres das cavernas não tinham acesso constante aos alimentos. Não tinham refrigeração. Nos meses de inverno, era comum passarem dias sem acesso à comida. O corpo vem pré-programado para viver sem comida. Na maior parte do tempo, a mulher das cavernas acordaria sem ter o que comer e precisaria esperar que os alimentos fossem caçados ou coletados. Sem acesso matinal à comida, a glicemia caía. Com a queda da glicemia, o nível de insulina baixava. Mas isso não a atrapalhava. Ela foi criada com uma fonte alternativa de combustível: as cetonas. Quando o nível de insulina e de açúcar no sangue ficavam suficientemente baixos, o fígado começava a produzir cetonas (composto orgânico pertencente aos oxigenados). As cetonas iam para o cérebro e a deixavam mais alerta, lhe davam energia e reduziam a inflamação das articulações. Tudo isso com um só propósito: sair para procurar comida.

Avancemos para o mundo de hoje. Não precisamos caçar a nossa comida. Aprendemos que o café da manhã é a refeição mais importante do dia. Disseram que, quanto mais comemos, mais veloz fica o metabolismo. Nada estaria mais longe da verdade. Temos aquele mesmo projeto da mulher das cavernas de milênios atrás. Fomos projetadas para o ciclo de fome e banquete, exatamente como nossas ancestrais pré-históricas. Em muitas mulheres, ir contra o projeto faz o corpo secretar insulina o dia todo. Sempre que põe comida na boca, você avisa ao pâncreas que é preciso produzir insulina. Comer o dia todo é o caminho mais rápido para a resistência à insulina. O pâncreas não para de produzir esse hormônio, e finalmente as células não conseguem mais acompanhar o volume de insulina que recebem e se tornam resistentes.

O primeiro passo para regular o nível de insulina é mudar a frequência da alimentação. Isso é mais fácil do que se pensa. Quando me sento com uma paciente pela primeira vez, trabalho antes de tudo com os horários das refeições. Quero que ela passe de comer o dia todo com picos incessantes de insulina para o ciclo de fome e banquete. Isso se alinha mais com o projeto do corpo.

Se para você o ciclo fome e banquete é novidade, veja aqui a mentalidade que quero que adquira. Num período de 24 horas, você deveria ter uma janela de jejum e outra de alimentação. Até agora, talvez você só tenha jejuado enquanto dormia. Esse pode ser o seu único período de seis a oito horas sem comida. Isso não é suficiente para baixar o nível de insulina. Não é suficiente para reverter a resistência à insulina nem para fazer o corpo secretar cetonas. Quero que você trabalhe na direção do chamado jejum intermitente. O primeiro estilo de jejum intermitente que você precisa dominar é passar treze a quinze horas sem comer. Parece assustador? Vou lhe mostrar um jeito fácil de conseguir.

O passo mais fácil rumo ao jejum intermitente é adiar uma hora o café da manhã. Para muitas mulheres com quem trabalho, esse primeiro passo pode ser desafiador. Talvez você se sinta tonta, faminta e meio irritada quando faz a mudança pela primeira vez. Mas lembre-se: você treinou o seu corpo para esperar o café da manhã. Esse treinamento agia contra o projeto do seu corpo. Ir contra o projeto primitivo pode ter grande influência no modo como você se sente, a quantidade de gordura que armazena e quantos hormônios sexuais produz. Quando tratar o corpo do modo no qual foi projetado, você verá a rapidez com que ele sara.

Depois de dominar o adiamento do café da manhã por uma hora, agora quero que você o adie por duas horas. Mantenha isso por algumas semanas até que fique mais fácil. Conforme cada etapa do jejum fica mais fácil, continue adiando a refeição até se sentir à vontade para ficar quinze horas por dia sem comer.

Recentemente, a revista *New England Journal of Medicine* fez uma revisão da pesquisa sobre o jejum intermitente e estabeleceu que esse estilo de jejum era incrivelmente curativo para o corpo. A adoção de uma vida de jejum intermitente pode:

- Desacelerar o processo de envelhecimento
- Melhorar a sua memória
- Reverter a resistência à insulina
- Ajudar você a emagrecer
- Proteger você de doenças neurodegenerativas como Alzheimer e demência
- Prevenir cânceres
- Reduzir a artrite
- Reverter problemas asmáticos
- Desacelerar o avanço de doenças autoimunes
- Aumentar a sua expectativa de vida

O jejum intermitente pode mudar o jogo para você durante a menopausa. Por isso, quero que comece aqui, antes mesmo de olhar que alimentos come. Mais sobre isso nos próximos capítulos.

Depois que você adota o jejum intermitente, aprender a criar um estilo de vida com jejum pode ser bem divertido. Se me segue nas mídias sociais, você sabe que ensino sete estilos de jejum. Cada um deles causa um impacto diferente na saúde. Os sete jejuns que ensino são: intermitente, de jantar a jantar, de 36 horas, de autofagia, a dieta que imita o jejum, o jejum seco e o jejum de três a cinco dias com água.

Jejum intermitente

Esse é o que expliquei acima. A meta é avançar rumo ao ciclo de fome e banquete. São treze a quinze horas sem comer. A meta é tornar esse tipo de jejum um modo de vida.

O jejum intermitente foi popularizado por um pesquisador chamado Yoshinuri Ohsumi. Em 2015, ele ganhou o Prêmio Nobel de medicina e fisiologia pela descoberta da chamada autofagia. Na ausência de alimento, as células se regeneram. A queda do nível de açúcar no sangue assinala a autofagia, e a inteligência celular entra em ação. Pense na autofagia como a autodesintoxicação das células. Elas entram numa fase de grande reforma e reparam os componentes internos disfuncionais.

A outra mudança hormonal que acontece com o jejum intermitente é a produção de hormônio do crescimento. Esse hormônio retarda o processo de envelhecimento e ajuda a queimar gordura. Ele é incrível. O chato é que o organismo é projetado para parar de produzi-lo por volta dos 30 anos. É aí que o corpo acaba de crescer e inicia o lento processo de envelhecimento. Mais uma vez, a pesquisa comprova que os milagres do jejum intermitente forçarão o corpo a produzir hormônio do crescimento. Você pode aumentar essa produção em até 1.300% usando apenas o jejum intermitente.[1]

O jejum intermitente é uma bênção para as mulheres na menopausa. Por isso, quero que você comece por ele. Muitas de vocês verão resultados imediatos na perda de peso e no aumento da energia e da clareza mental apenas com o jejum intermitente. Pense na história de Kimberly.

O primeiro passo dela para equilibrar os hormônios foi controlar a insulina com o jejum intermitente. Isso bastou para ter um impacto imenso na sua saúde. Depois que deu esse primeiro passo e viu algum progresso, ela se motivou para dar outro passo. Esse é o poder dessas ferramentas.

Jejum de jantar a jantar

Quando estiver à vontade com o jejum intermitente, quero que você se esforce para chegar ao jejum de 24 horas. Muita gente chama esse estilo pela sigla em inglês, OMAD (*one meal a day*, uma refeição por dia). O jejum de jantar a jantar traz vários benefícios. Talvez o meu favorito seja o fato de ser um jeito incrível de reparar o intestino. Uma pesquisa do Massachusetts Institute of Technology (MIT) provou que 24 horas sem comer força o corpo a criar células-tronco intestinais.[2] Essas células-tronco consertarão os danos à mucosa que reveste o intestino. Isso é fundamental para quem tem doenças intestinais. Como você vai aprender no capítulo 8, há todo um conjunto de bactérias que decompõem estrogênio. O jejum de jantar a jantar ajuda a mudar o ambiente intestinal e permite que essas bactérias prosperem.

O jejum de 24 horas também mantém o nível de insulina baixo por um período mais longo e força o corpo a procurar o açúcar e a insulina armazenados anos atrás. Muita gente acha esse tipo de jejum tão fácil e benéfico que faz apenas uma refeição por dia todos os dias. Não recomendo que você faça isso todo dia. Recomendo às minhas pacientes a fazerem esse tipo de jejum uma a três vezes por semana, dependendo da profundidade da resposta de cura que querem estimular.

Jejum de 36 horas

Esse é o jejum a que é bom recorrer para superar a resistência à insulina. Recomendo o jejum de 36 horas às pacientes quando elas se sentem à vontade com o jejum intermitente e o de jantar a jantar e querem um emagrecimento mais profundo. Quanto mais tempo você ficar sem comer, mais o corpo terá de procurar o alimento armazenado anos atrás. Às pacientes muito resistentes a emagrecer, recomendo esse jejum uma vez por semana até o peso diminuir.

Acha difícil acreditar? Tenho um grupo gratuito sobre jejum no Facebook chamado *Resetter Collaborative* e fazemos uma semana de treinamento de jejum uma vez por mês. É um grupo extraordinário de pessoas do mundo inteiro se apoiando durante a experiência do jejum. Chamo-as de *Resetters* (as "reconfiguradoras") porque são muito motivadas para reconfigurar a saúde. Todo mês, ensino um estilo de jejum diferente. Muitas vezes, as minhas *Resetters* fazem jejuns mais longos, como os de 36 horas, nessa semana. Muitíssimas vezes, as que fazem essa semana de treinamento conosco todo mês veem o seu peso começar a diminuir.

Jejum de autofagia

Provavelmente, esse é o meu jejum favorito por duas razões. Primeiro, ele traz ótimos resultados. Segundo, é bem fácil de fazer. Lembra-se de Ohsumi e da descoberta da autofagia? Bom, acontece que há um ponto perfeito, que acontece entre 17 e 72 horas. Quando você jejua nessa faixa, as suas células entram num processo intenso de manutenção. Isso é fabuloso para retardar o processo de envelhecimento, reduzir a inflamação das articulações e provocar a perda de peso.

Há dois requisitos para estimular a autofagia. Um é jejuar no mínimo dezessete horas (você pode fazer mais, se quiser). O outro é manter abaixo de 20g a ingestão de proteína durante o dia. Quando combina esses dois princípios, você estimula a autofagia, e seu corpo vai se recuperar.

Dieta que imita o jejum

Esse tipo de jejum foi popularizado por Valter Longo, pesquisador da Universidade do Sul da Califórnia.[3] Ele descobriu que, quando mantém a ingestão diária de calorias entre 800 e 1.000, evita proteína animal e mantém o nível de proteína ingerido abaixo de 20g, é possível estimular as células-tronco.

A pesquisa foi feita com diabéticos tipo I e tipo II. Ele descobriu que, quando manteve essas pessoas obedecendo aos requisitos durante cinco dias consecutivos por três meses seguidos, o corpo produziu células-tronco suficientes para reparar as células pancreáticas lesionadas. Não é o máximo? Quando a pesquisa foi publicada, foi difícil entender que alimentos e requisitos de jejum ele usou no estudo. Por sorte, hoje ele disponibiliza ao público os alimentos empregados. O programa se chama ProLon®. Recomendei o ProLon às pacientes que queriam o benefício de um jejum mais longo sem ultrapassar três a cinco dias de jejum. O ProLon é muito útil para pessoas como Cathy, que achou difícil jejuar. Ela não conseguia ficar mais de treze horas sem comer porque se sentia tonta. Tentei todos os meus truques: aumentei as gorduras boas no dia anterior, baixei a ingestão de carboidratos e trabalhei com ela para ajudá-la a adiar lentamente o café da manhã mais uma hora. Nada deu certo. Então, a deixei cinco dias no ProLon. Isso resolveu. Foi o portal para um estilo de vida com jejum. Depois dos cinco dias de experiência com o ProLon, ela conseguiu passar facilmente para os jejuns mais longos, como o de autofagia e o de 36 horas.

Jejum seco

Há muitos mitos urbanos sobre o jejum seco. Vou esclarecer o que esse tipo de jejum é ou não é. O jejum seco é quando ficamos 12 a 24 horas sem comida nem água. A única pesquisa que temos até hoje desse estilo de jejum é a que foi feita com a comunidade muçulmana durante a prática do Ramadan. Há vários efeitos curativos fundamentais no jejum seco. O primeiro é indicar ao corpo para produzir o fator neurotrófico derivado do cérebro (BDNF, na sigla em inglês). Ele é como um adubo para o cérebro. Ajuda a reproduzir novos neurônios que melhoram a memória e o aprendizado.

O outro efeito do jejum seco é baixar a inflamação. Isso pode ser útil para a mulher na menopausa que luta com os problemas da artrite e da dor crônica.[4]

O terceiro benefício do jejum seco é equilibrar o colesterol. A pesquisa comprovou que o jejum seco pode aumentar o HDL (colesterol bom) e reduzir o LDL (colesterol ruim).[5] O último benefício do jejum seco para a mulher na menopausa é a prevenção da osteoporose. O corpo secretará o hormônio da paratiroide (PTH) no jejum seco intermitente. O PTH auxilia a reabsorção e a formação óssea e aumenta o nível de cálcio no sangue.[6]

Por mais maravilhosos que pareçam os benefícios do jejum seco, quero dizer aqui algumas palavras de cautela. Em primeiro lugar, não recomendo que passe de 24 horas. O organismo não foi projetado para passar dias sem água. Em segundo lugar, muitos acham que um dia de jejum seco causa o mesmo efeito de três dias de jejum com água. Procurei essa pesquisa por toda parte e não a encontrei. O jejum seco não é substituto de jejuns mais longos com água. Dito isso, vejo que as minhas pacientes costumam entrar em cetose mais profunda quando fazem 24 horas de jejum seco do que quando fazem jejum com água pelo mesmo período.

Muitas pacientes minhas gostam tanto de jejuar que brincam com os diversos tipos para ver qual lhes dá o melhor resultado. Algumas têm um certo medo do jejum seco. Mas Karen, mulher pós-menopausa preocupada com a osteoporose, queria um jejum que a ajudasse mais com a densidade óssea. Ela leu a pesquisa que publiquei no meu site sobre o estímulo à produção da paratireoide com o jejum seco e se motivou para experimentar. Ela aceitou a minha recomendação e só fez doze horas para começar. Toda semana, fazia um jejum seco de doze horas. Depois de várias semanas, ficou à vontade com o jejum seco e decidiu ampliá-lo para 24 horas. Após três meses de jejuns secos semanais, ela notou que estava emagrecendo mais depressa, tinha mais clareza mental e, quando voltou ao médico para o exame, a densidade óssea tinha aumentado. O milagre do jejum.

Jejum de três a cinco dias com água

Esse é o rei dos jejuns. Por mais que intimide ficar três ou mais dias sem comida, só bebendo água, a experiência pode ser milagrosa. Foi Valter Longo que tornou esse jejum popular nos últimos anos. Ele descobriu que pacientes com câncer que faziam quimioterapia conseguiam reiniciar todo o sistema imune quando ficavam três dias sem comer. As células imunes velhas, como os leucócitos, os linfócitos T auxiliares e as células CD4 que estavam ineficazes e desgastados se regeneraram após três ou mais dias de jejum com água. Esse processo de regeneração aconteceu a partir da secreção de células-tronco. Recomendo esse jejum a pacientes que querem prevenir o câncer, reparar partes lesionadas do corpo ou procuram uma reconfiguração celular mais profunda. O jejum de três a cinco dias com água, duas vezes por ano, pode ser milagroso para retardar o processo de envelhecimento, destravar o metabolismo, reiniciar o sistema imune e regenerar as células cerebrais lesionadas.

Como decidir quando usar todos esses jejuns? É por isso que falo em estilo de vida do jejum. Em última análise, quero que você se sinta à vontade e saiba usar todos os sete tipos. Sei que alguns parecem exagerados, principalmente quando se começa a jejuar. Mas a pesquisa é clara: o jejum cura. Quando passa pela menopausa, você precisa desse tratamento extra. A menopausa é uma época decisiva. Quando aprender a periodizar esses jejuns, você conseguirá retardar drasticamente o processo de envelhecimento.

A maioria das minhas pacientes periodiza os jejuns semanalmente. Recomendo que comecem com a variação 5-1-1. Em cinco dias da semana, elas fazem jejum intermitente de treze a quinze horas. Num dia da semana, fazem um jejum mais longo, avançando rumo ao jejum de 24 horas de jantar a jantar. E num dia de semana, não jejuam. Esse é um ótimo começo para criar um estilo de vida com jejum. Outras variações que incentivei as pacientes a adotar são 4-2-1 e 3-3-1.

A variação 4-2-1 é para quem quer emagrecer mais. Em quatro dias da semana, jejue de treze a quinze horas. Em dois, amplie o jejum para ir de jantar a jantar. Num dia, não faça jejum. Mais uma vez, essa é uma variação útil para quem quer perder peso.

Finalmente, uso a variação 3-3-1 para as pacientes em crise grave ou que são imensamente resistentes à perda de peso. Essa variação tem muito jejum. Em três dias na semana, elas fazem jejum de autofagia; em outros três, jejum de jantar a jantar; em um dia da semana, ampliam o jejum de 36 horas (sei que isso passa um pouco de uma semana). Quanto aos jejuns mais longos, como os de três a cinco dias, recomendo que sejam feitos duas vezes por ano para se manter saudável e sem doenças.

Seja brincalhona e curiosa com esses jejuns. Se quiser entender como funcionam e qual deles é melhor para você, participe do meu *Resetter Collaborative*. É um grupo gratuito no Facebook: http://bit.ly/Resetters e um ótimo lugar para se iniciar no jejum. Tenho muitas jejuadoras novas no *Resetters*. Nesse grupo, você encontrará pessoas do mundo inteiro que obtiveram resultados incríveis com o jejum. Veja Theresa, por exemplo, uma *Resetter* de 47 anos que gosta de variar entre jejum intermitente, jejum de jantar a jantar e jejuns de três dias com água. Ela fez isso no ano passado e já perdeu vinte quilos. Não é o máximo?

Quando não se deve jejuar?

Agora que deixei você empolgada com o jejum, vamos falar de quando não jejuar. Isso é fundamental se você estiver no meio da jornada da menopausa. Se ainda menstrua, recomendo intensamente que não faça jejuns mais longos na semana anterior à menstruação. Nessa época, você precisa produzir progesterona. Se jejuar 24 horas ou mais, o nível de progesterona pode cair ainda mais do que já tiver caído. O jejum intermitente não é um problema nessa época. Uma pergunta comum que me fazem é: "E se eu não souber quando a minha menstruação vem?" Se você menstrua, recomendo que acompanhe as suas regras, mesmo que sejam irregulares, e não faça jejuns mais longos (de 24 horas ou mais) se já passou do 21º dia do ciclo. Se ainda menstrua, mas de forma esporádica, uma ferramenta útil que encontrei é o aplicativo *Clue*. Instalado no celular, você registra nele o dia em que a menstruação começa. É uma forma simples de acompanhar as mudanças do ciclo. Depois de um ano ou mais sem menstruar, você não precisa mais seguir o conselho acima. Pode jejuar quando quiser. O meu último conselho para criar um estilo de vida com jejum é não se sobrecarregar. Se estiver lendo sobre esses jejuns e achar difícil se imaginar fazendo os mais longos, comece pelos menores. O jejum pode ser divertido quando se pega o jeito. Quando tiramos a comida da equação, milagres podem acontecer.

A HISTÓRIA DE RESHMA

Com 49 anos, Reshma começou a jornada com o jejum intermitente diário de dezesseis horas. Obteve numerosos benefícios, como mais energia e alguma perda de peso aqui e ali. Durante muitos anos, ela combatia o supercrescimento bacteriano no intestino delgado (SCBID), uma disbiose intestinal que provoca inchaço e dor abdominal graves. Reshma teve muito sucesso no controle do SCBID com a alimentação, mas quis tentar o jejum também. Assim que acrescentou o jejum intermitente à dieta que dava certo, ela perdeu muito peso. Pela primeira vez em anos, teve esperanças de voltar a se sentir saudável.

Como muitas de nós, quando voltou a se sentir saudável Reshma largou os hábitos alimentares e o jejum intermitente. Os quilos a mais e os sintomas intestinais foram retornando. Ela sabia que precisava voltar aos trilhos. Foi quando personalizei para ela um estilo de vida com jejum. No começo, ela hesitou em jejuar mais tempo do que no jejum intermitente. Mas tinha lido sobre tantas pessoas que tiveram resultados incríveis com o jejum que resolveu experimentar. Aconselhei que começasse ampliando os jejuns para dezoito horas duas vezes por semana e acrescentasse um jejum de jantar a jantar uma vez por semana. Ela acabou se apaixonando tanto por esses jejuns mais longos que chegou a trocar um dia de folga pelo jejum seco.

Com esse novo regime de jejum, ela emagreceu. Foi muito empolgante. Mas o inchaço persistia. Incentivei-a a fazer alguns jejuns mais longos, de umas 48 horas. Isso fez toda a diferença. Ela perdeu ainda mais peso e o inchaço se foi.

Quando estava começando a encontrar o seu caminho no jejum, ela desenvolveu um novo sintoma: dor no ouvido esquerdo, que persistiu. Ela fez um exame de audição e uma tomografia, mas estava tudo normal. No fundo da mente, ela se perguntava se aquilo estaria ligado aos problemas intestinais. Ela teve tanto sucesso com o jejum que decidiu ver se os sintomas do ouvido sumiriam se ela intensificasse a prática.

Certa manhã, Reshma acordou e disse: "Então é isso. Vou jejuar 72 horas". No terceiro dia desse jejum mais longo, a dor simplesmente sumiu. Foi um milagre. Ela se convenceu: o jejum cura.

Hoje, jejuar 72 horas se tornou um ritual de cura para tudo o que a incomoda. A quantidade de energia que Reshma tem durante o jejum é incrível. A névoa cerebral desaparece. Ela fica até mais criativa. Como criadora de receitas culinárias, a sua criatividade na cozinha é incrível quando ela jejua. Raramente sente o inchaço que tinha nos picos do SCBID. A dor desaparece quando ela faz o jejum de 72 horas. O melhor resultado é que está a sete quilos do peso ideal. Quando começou a jornada do jejum, ela pesava 78 quilos. Hoje, pesa 61. O jejum é realmente milagroso.

Próximos passos para criar um estilo de vida com o jejum

- Adie em uma hora o café da manhã.
- Continue adiando o café da manhã até ficar à vontade com quinze horas de jejum.
- Faça do jejum intermitente (treze a quinze horas sem comer) uma rotina diária normal.
- Uma vez por semana, faça um jejum de jantar a jantar.
- Quando dominar os passos acima, você estará pronta para experimentar os outros jejuns.
- Entre no meu grupo de *Resetters* e experimente nossa *Fast Training Week*, a semana de treinamento de jejum, para exercitar o músculo jejuador.

O jejum pode curar o seu corpo de muitas maneiras milagrosas. Se você é nova no jejum e está insegura, recomendo muito seguir os passos acima. Já vi jejuadoras muito tímidas pegarem o jeito com rapidez. O jejum cura. Fico empolgada de ver você experimentar pessoalmente. Agora, vamos falar do que você deveria comer quando a janela alimentar se abrir.

CAPÍTULO 7

Soluções cetogênicas da menopausa

Agora entendendo os princípios de quando comer, vamos falar do que comer. Neste capítulo, quero lhe ensinar que alimentos ajudam a aumentar aqueles hormônios em declínio. Se for como muitas mulheres, você passou boa parte da vida reduzindo calorias. Quando queria emagrecer, comia menos e se exercitava mais. Chamamos isso de estratégia de entra e sai de calorias, e é uma das piores maneiras de emagrecer. Basta olhar a epidemia de obesidade que temos. Muitas mulheres estão se matando de fome comendo apenas produtos cheios de química e pouca gordura e tentando queimar esses alimentos com longas horas na academia. Além de ser difícil de manter, essa abordagem do emagrecimento também confunde o metabolismo e dificulta perder peso no futuro. Não estou lhe dizendo que pare de se exercitar; estou lhe dizendo que pare de contar calorias.

Se não contar calorias, o que você vai contar? Lembre-se, este livro se concentra em ajudar você a usar o seu estilo de vida para equilibrar os hormônios. A ingestão de calorias não melhorará necessariamente a montanha-russa hormonal. Para isso, é preciso controlar o tipo de alimento que você come.

A partir daqui, quero que você pense na comida em termos de macronutrientes. Esses macronutrientes formam o conteúdo calórico da comida. Os três macronutrientes em que você precisa se concentrar são carboidratos, proteínas e gorduras. Cada um deles servirá a um propósito diferente na jornada da menopausa. Cada um deles também elevará o nível de insulina de um modo diferente.

Lembra-se da hierarquia hormonal? A insulina influencia os hormônios sexuais. Se quiser equilibrar estrogênio, progesterona e testosterona, antes é preciso assegurar que o tipo de alimento que você come não provoca picos constantes do nível de insulina.

Um bom lugar para começar a entender de qual modo a alimentação afeta o nível de insulina é observar o exame de sangue anual que o médico lhe pede. Quando você faz o check-up anual, normalmente o médico solicita uma análise sanguínea completa. Nesse exame de sangue, há uma medida chamada hemoglobina glicada ou A1C, que revela a tendência do nível de insulina nos últimos três meses. É bom que esse número fique abaixo de cinco para a prevenção de doenças e abaixo de três para a longevidade.

A segunda maneira de entender quanta insulina o organismo está produzindo é monitorar com atenção o nível de açúcar no sangue com um leitor doméstico de glicemia, fácil de encontrar nas farmácias. Quando a glicemia sobe, a insulina também sobe. Essa é a melhor maneira de medir regularmente o nível de açúcar no sangue. Há muitos monitores domésticos no mercado, mas o que recomendo às minhas pacientes é o Keto-Mojo. Incentivo todas as minhas pacientes a fazer uma leitura matinal da glicemia. É bom que essa leitura esteja entre 70 e 90mg/dl quase todo dia. Se ficar constantemente acima disso, você pode estar forçando o pâncreas a produzir insulina demais e tirando do prumo toda a sua cascata hormonal.

Como manter baixos a glicemia e o nível de insulina usando a alimentação? Tudo se resume aos macronutrientes. Vamos decompor cada um deles para você entender melhor.

Carboidratos

Dos três macronutrientes, em geral os carboidratos fazem a glicemia e a insulina subirem mais. Os carboidratos refinados, como pão, macarrão e doces, têm impacto maior na insulina. Os carboidratos fibrosos, como frutas, legumes e verduras, causarão um pico menor da glicemia e, portanto, um pico menor de insulina.

Uma das primeiras etapas para controlar a quantidade elevada de insulina é remover da alimentação os carboidratos refinados. Como o jejum intermitente, essa mudança é capaz de melhorar drasticamente os sintomas da menopausa. Se combinar o jejum intermitente com a alimentação sem carboidratos refinados, talvez você perceba imediatamente que a sua energia aumenta, a fome se reduz e a clareza mental cresce. É o que acontece o tempo todo com as minhas pacientes. Depois de completar essa etapa, a próxima é começar a contar os macronutrientes. Recomendo que, quando aprender o princípio de contá-los, você os acompanhe com um aplicativo. Há muitos aplicativos bons para ajudar. O meu preferido se chama Carb Manager.

Comece a registrar todo dia o que você come no aplicativo Carb Manager. Para manter a glicemia e a insulina numa zona saudável, é bom manter o nível líquido de carboidrato abaixo de 50g. Observe que eu disse nível líquido. Não se preocupe, o aplicativo Carb Manager calcula esse nível para você. Mas é importante saber que há uma diferença entre carboidrato total e líquido. O nível líquido de carboidratos é a carga total deles menos as fibras. As fibras são ótimas para decompor os estrogênios prejudiciais; quero que você ingira muita fibra.

Quando o nível líquido de carboidrato fica abaixo de 50, a glicemia deve cair para a faixa saudável de 70 a 90. Quando entrar nessa faixa, o corpo será avisado para produzir cetonas. As cetonas são um sinal de que o fígado deixou de queimar carboidratos e passou a queimar gordura para produzir energia. Isso é lindo. Quando treinar o corpo para essa mudança, você verá que a perda de peso será mais rápida.

As cetonas também são incrivelmente curativas para o cérebro, mais ainda para o hipotálamo e a hipófise, as partes que coordenam a produção de hormônios. No leitor de glicemia, há um ajuste para cetonas. É bom que a leitura delas fique acima de 0,5. Chamamos isso de cetose nutricional e buscamos a faixa entre 0,5 e 5,0. Enquanto se mantiver nessa faixa, você estará queimando gordura para obter energia. Antes de passar à proteína, quero ressaltar uma parte importante de baixar a carga de carboidratos. Quando você perceber que o organismo funciona bem nesse estado de pouco carboidrato, será tentador continuar a reduzi-lo. Em geral, isso significa sacrificar os legumes e verduras. Para a mulher na menopausa, é uma má ideia. Você precisa das hortaliças para decompor o estrogênio. Nos próximos capítulos, você verá que tenho toda uma estratégia para alimentar as bactérias intestinais que decompõem estrogênio. Não sou fã das dietas cetogênicas com baixo carboidrato para mulheres na menopausa. Essa alimentação geralmente exige manter os carboidratos abaixo de 20g. Em vez dela, defendo a alimentação cetobiótica. Ou seja, você mantém o nível líquido de carboidrato por volta de 50g, com muita verdura e alimentos ricos em probióticos e prebióticos para decompor estrogênio. Vou tratar com mais detalhes os alimentos ricos em probióticos no capítulo 8.

Proteína

Quando se trata de proteína, quero que você pense em duas coisas. A primeira é a qualidade da proteína. De todos os alimentos que você come, a carne pode ser o mais tóxico. Os animais que comemos costumam receber injeções de antibiótico e hormônio do crescimento e, em geral, são alimentados com uma dieta rica em grãos. O que eles põem nessa carne vai para você. Essas substâncias químicas podem criar o caos nos seus hormônios. O primeiro passo, quando se trata de proteína, é buscar alimentos limpos. Isso significa que, sempre que possível, é melhor escolher carnes orgânicas de animais criados no pasto. Chamo essa carne de limpa. Comece a ler os rótulos e a examinar o que há na sua carne. Você começará a ver muitos rótulos com os dizeres "Criado sem antibióticos", "Criado no pasto" ou "Sem hormônios". Depois de passar a comer proteínas limpas, vejamos a quantidade de proteína ingerida. É comum que, quando reduzem os carboidratos, as pessoas aumentem a carga de proteínas. Essa troca não vale a pena, porque a proteína também eleva o nível de insulina. É melhor manter a ingestão de proteínas abaixo de 50g por dia. Se estiver usando o Carb Manager para medir o nível líquido de carboidrato, registre nele também as proteínas. Quando começa a entender qual é sua carga de macronutrientes, essa forma de medir é muito prática.

Gordura

O terceiro macronutriente que você precisa começar a medir é a gordura. Como a proteína, temos gorduras boas e ruins. Comer as boas e evitar as ruins é fundamental para você, que avança pela menopausa. Veja por quê. Você é formada por trilhões de células. No exterior dessas células, existem receptores, os pontos que recebem hormônios e permitem a sua entrada nas células para serem ativados. Quando o hormônio entra na célula e faz o seu serviço, você se sente bem. Esses receptores são facilmente bloqueados por duas coisas: toxinas e gorduras ruins. O receptor bloqueado é o beijo da morte para a mulher que atravessa a menopausa. Lembre-se, você já está produzindo muito menos hormônios; se os que você produzir não entrarem na célula devido aos receptores bloqueados, os sintomas da menopausa vão se exacerbar. Por isso, o primeiro passo para monitorar o macronutriente gordura é garantir que você coma as gorduras boas, não as ruins.

As gorduras boas mais comuns são:

- Azeite de oliva
- Óleo de abacate
- Óleo de coco
- Manteiga de animais criados no pasto
- Nozes, castanhas e amêndoas cruas e a sua manteiga
- Ghee (manteiga sem sal e lactose)

As gorduras que é bom evitar são:

- Óleo de canola
- Óleo vegetal
- Óleos parcialmente hidrogenados
- Óleo de soja
- Margarina
- Óleo de milho
- Óleo de cártamo
- Óleo de girassol

Outro conceito importante a lembrar é que as gorduras devem ser orgânicas e não rançosas. Aqueles receptores de hormônios se entopem com os pesticidas. As gorduras não orgânicas são cheias de pesticidas. Quando se compromete a consumir apenas gorduras orgânicas, você se poupa da dose de pesticidas. As gorduras também ficam rançosas quando velhas. As gorduras rançosas inflamam a membrana celular e também dificultam a entrada de hormônios. Em minha casa, compramos óleo em garrafas pequenas e os substituímos com mais frequência para não ficarem rançosos. É bem fácil saber se o óleo está rançoso: basta cheirar. Há um cheiro típico de papelão molhado no óleo que estragou.

Depois de limpar as gorduras, a próxima etapa é observar quanta gordura você come. Volte ao Carb Manager. É bom garantir que mais de 60% de tudo o que você consome no dia venha da gordura. Não recomendo que você conte gramas de gordura; conte percentagens.

Um princípio nutricional básico para nunca esquecer é que, na hora de comer, sejam sempre gorduras saudáveis. Além de nutrir as células, a gordura boa também cura o cérebro, retarda a fome e lhe dá energia agradável e constante o dia todo. Sei que, para muitas de vocês, é assustador pensar em comer tanta gordura, mas juro que o segredo de equilibrar os hormônios e perder peso é baixar a carga de carboidratos, moderar a de proteínas e aumentar a de gorduras. Vi isso dar certo muitíssimas vezes em milhares de mulheres.

Se as informações anteriores forem novas para você, quero que comece ficando à vontade com essas mudanças alimentares antes de fazer qualquer outra coisa com a comida. Muitas ficarão meses nas três etapas já mencionadas (menos carboidrato, proteína moderada e mais gordura) antes de passar para as etapas seguintes. Quando trabalho pessoalmente com as pacientes, garanto que elas sigam essas etapas em pelo menos 80% da semana. Depois que comer assim vira rotina, passamos à etapa seguinte: comer para favorecer o ciclo menstrual.

Coma para favorecer o seu ciclo

O que vou explicar agora deveria ter sido ensinado quando você chegou à puberdade. Não sei por que não ensinamos às mulheres que elas têm necessidades nutricionais diferentes nas várias fases do ciclo menstrual. Vários tipos de hormônio têm picos em épocas diferentes do mês, e é possível reforçar esses hormônios comendo determinados alimentos em momentos específicos do ciclo.

Percebo que muitas de vocês não têm ciclos ou têm ciclos irregulares e que é tentador pular essa etapa. Não faça isso. Primeiro, vou lhe ensinar o princípio de comer para favorecer o seu ciclo. Depois, vamos planejar isso para a fase em que estiver na jornada da menopausa.

Quando você menstruava, a ovulação tinha duas fases: a folicular e a lútea. A fase folicular vai do primeiro ao décimo quarto dia do ciclo. É nessa fase que o corpo se prepara para liberar um óvulo.

A segunda fase do mês é a chamada fase lútea. Ocorre do décimo quinto ao vigésimo oitavo dia e é quando o revestimento uterino se prepara para o implante do óvulo fecundado. Nesse ponto da vida, o mais importante a entender sobre essas duas fases é que há dois momentos num período de 28 dias em que você passa por um intenso pico hormonal: do décimo segundo ao décimo quarto dia e do vigésimo primeiro ao vigésimo oitavo dia. O primeiro pico é quando o corpo precisa do melhor estrogênio; o segundo, quando precisa de mais progesterona.

Enquanto você avança pelos anos da menopausa, o estrogênio e a progesterona declinam rapidamente. É esse declínio que torna a sua menstruação aleatória. Ele também contribui para os seus sintomas. Quando reconhece isso, você deve comer determinados alimentos em determinadas épocas do mês para reforçar a produção de estrogênio e progesterona.

Agora, continue aqui comigo. Sei que fica complicado, mas vou simplificar para você. A primeira coisa a saber é quais alimentos aumentam o estrogênio e a progesterona. Aqui estão alguns favoritos meus:

Alimentos que aumentam o estrogênio:

- Sementes de linhaça
- Sementes de gergelim
- Feijão-soja/edamame
- Alho
- Abricós secos, tâmaras, ameixa seca
- Pêssego
- Frutas miúdas
- Verduras crucíferas, como brócolis, couve-flor e couve-de-bruxelas.

Alimentos que aumentam a progesterona:

- Feijão
- Batata
- Abóbora
- Quinoa
- Frutas tropicais
- Frutas cítricas

À primeira vista, você vai notar que muitos desses alimentos são ricos em carboidratos. Pode até se perguntar: como manter minha carga de carboidrato abaixo de 50g e comer batata e frutas tropicais? É aí que entra comer para favorecer o seu ciclo. Aqui estão as três circunstâncias que vejo com mais frequência em minhas pacientes que passam pela menopausa. O mais provável é que você se encaixe numa delas.

Você ainda tem um ciclo regular

Se você ainda tem um ciclo regular ou semirregular, quero que o acompanhe. Gosto de usar o aplicativo *Clue*. Aqui estou, com 50 anos, acompanhando meu ciclo menstrual com mais constância do que quando era adolescente. Hoje rio de mim mesma. Mas comer para favorecer o meu ciclo foi tão útil para mitigar os sintomas da menopausa que me tornei diligente no registro das menstruações (quando elas vêm) e em comer para aumentar os hormônios.

Depois de adotar a rotina de acompanhar o ciclo, quero que você preste atenção aos dois picos hormonais discutidos acima. No pico de estrogênio, que tipicamente acontece entre o décimo segundo e o décimo quarto dias, recomendo a você não contar os macronutrientes e comer o máximo possível de alimentos que aumentam esse hormônio. No pico de progesterona, que em geral acontece por volta do vigésimo primeiro dia e continua até que o sangue desça, quero que você coma o quanto quiser dos alimentos que a fazem aumentar. A mesma regra dos dias de aumentar o estrogênio se aplica: não conte os macronutrientes. Chamo esse estilo alimentar de Reconfiguração Hormonal de 28 Dias, porque ele influencia a insulina, o estrogênio e a progesterona.

Ensinei a muitas mulheres esse truque para regular os hormônios; quase sempre, ouvi as perguntas "Não vou engordar?" e "Isso não vai me fazer sair da cetose?" Em geral, essas perguntas vêm de mulheres que tiveram muito sucesso seguindo as primeiras etapas que expliquei neste capítulo e têm medo de mudar demais o estilo de vida porque se sentem bem.

Se essa também for a sua preocupação, veja o que quero que você faça. Nos dias de aumentar hormônios, você ainda pode fazer o jejum intermitente. O bom é jejuar pelo menos quinze horas nessa época. Quando não estiver no pico hormonal, quero que seja disciplinada e mantenha os macronutrientes estabelecidos no início do capítulo e recorra a alguns jejuns mais longos, como o de autofagia ou o de jantar a jantar. Para perder peso, inclua alguns jejuns de 36 horas entre o primeiro e o décimo segundo dias e, novamente, entre o décimo e o vigésimo primeiro dias. Essa variação permitirá que você aumente os hormônios quando o corpo precisa e ainda obtenha os benefícios da cetose quando o seu corpo não estiver tentando produzir esses hormônios tão importantes.

Ainda não se convenceu? Posso lhe dizer que falo por experiência própria. Quando descobri que me sentia muito bem no estilo de vida com jejum e na dieta cetogênica de baixo carboidrato, raramente comia carboidratos e fazia jejuns longos com frequência. Isso fez meus hormônios sexuais despencarem e tornou frenéticos os sintomas da menopausa. A progesterona baixou tanto que o meu ciclo começou a ficar esporádico. Passei de um sangramento minúsculo a hemorragias tão grandes que achei que teria de ficar em casa sem trabalhar para controlá-las. Ficava ansiosa e extremamente irritada na semana anterior à menstruação. A ansiedade era tão forte que eu não conseguia relaxar nem no meu sofá em casa. Todos esses são sintomas de progesterona baixíssima. Quando me dediquei ao protocolo de Reconfiguração

Hormonal de 28 Dias que mapeei aqui, a loucura passou. Literalmente tudo, do pouco sangramento à hemorragia e à ansiedade, se acalmou completamente. Agora, consigo sentir meus ciclos se desacelerando enquanto avanço pela menopausa. Mas é um passeio mais calmo e tranquilo. Saí da montanha-russa, e é como se os meus ovários se desligassem lentamente. Não é como os altos e baixos malucos que tive alguns anos atrás.

Você tem ciclos aleatórios

O que fazer se você não tem certeza de quando a menstruação virá? Isso se torna comum com a aproximação da fase pós-menopausa da sua vida.

Meu primeiro conselho é registrar imediatamente quando a menstruação vier, mesmo se só sangrar um dia. Marque-o como primeiro dia do ciclo. Então, siga a Reconfiguração Hormonal de 28 Dias. Para muitas pacientes minhas que têm ciclos aleatórios durante a experiência da menopausa, a Reconfiguração Hormonal de 28 Dias traz de volta alguma regularidade. Lembre-se de que a idade média para chegar ao outro lado da menopausa é algum momento entre os 52 e os 55 anos. Se você entrar na menopausa antes dos 50 anos, pode ser um sinal de desequilíbrio no corpo que precisa ser resolvido. Em geral, seguir a estratégia acima conserta esses desequilíbrios e torna os ciclos regulares outra vez. E o que você faz se chegar ao vigésimo oitavo dia e ainda não houver sinais da menstruação? Se for assim, quero que você finja que o vigésimo nono dia é o seu primeiro, embora a menstruação não tenha chegado. Volte ao aplicativo Clue e o marque como primeiro dia. Então, siga a Reconfiguração Hormonal de 28 Dias desde o começo. Se a menstruação não aparecer, continue essa Reconfiguração Hormonal de 28 Dias até estar oficialmente na pós-menopausa. Se a menstruação vier a qualquer momento da reconfiguração, é só voltar ao primeiro dia da Reconfiguração Hormonal de 28 Dias no momento em que você vir sangue. Continue seguindo essa rotina até chegar à pós-menopausa.

Você não menstrua

O que fazer se você já estiver na pós-menopausa ou não tiver certeza de sua localização na jornada da menopausa, mas não menstrua há anos? Se tiver menos de 50 anos, quero que você siga a Reconfiguração Hormonal de 28 Dias como expliquei acima para a mulher com ciclo aleatório. Lembre-se, há uma boa possibilidade de você ter entrado na menopausa cedo demais. Para muitas mulheres do meu consultório que perderam os ciclos antes dos 50 anos, a Reconfiguração Hormonal de 28 Dias fez a menstruação voltar. Isso acontece porque você equilibra a insulina e os hormônios sexuais com esse estilo alimentar.

Se tiver mais de 50 anos e não menstrua há mais de um ano, o mais provável é que você esteja oficialmente na pós-menopausa. Para você, os dias de aumento hormonal não são tão importantes, porque os seus ovários não estão mais ativos. Mas você ainda precisa de um pouco de estrogênio e progesterona. E verá que alguns dias aumentando os hormônios podem ser úteis. Você também vai melhorar com uma alimentação mais cetobiótica e, em geral, pode fazer jejuns mais longos sempre que quiser. Não é preciso pensar nas épocas, mas ainda é preciso se concentrar nos hormônios. O que recomendo é que, em 80% do tempo, você seja cetobiótica e use os macronutrientes como expliquei no início deste capítulo (50g de carboidrato líquido, 50g de proteína, mais de 60% de gordura) e, em 20% do tempo, coma para aumentar os hormônios (sem contar os macronutrientes). Numa programação semanal, você passaria um ou dois dias aumentando hormônios e o resto da semana com a alimentação cetobiótica.

Confusa? Sei que, para algumas de vocês, essa é uma nova abordagem da alimentação. Resumi tudo para você abaixo. Siga as etapas na ordem que expliquei. Se começar a comer para favorecer o ciclo antes de dominar a abordagem cetobiótica, você terá dificuldade. Domine a cetobiótica primeiro, depois tente comer para favorecer o ciclo. Se não tiver certeza de quando a menstruação vem e vai, siga a Reconfiguração Hormonal de 28 Dias. Não dá para errar comendo assim porque você ainda estará baixando a insulina com a abordagem cetobiótica e produzindo estrogênio bom e progesterona nos dias de aumentar hormônios. Caso esteja perdida, também resumi a Reconfiguração Hormonal de 28 Dias para você no fim deste capítulo.

A HISTÓRIA DE REBECCA

Rebecca é uma mulher de 59 anos na pós-menopausa com quem trabalho há vários anos. Ela tem uma vida ocupada, com muitos eventos sociais, trabalho e viagens. Quando comecei a trabalhar com ela, um dos desafios era manter a constância da vida de jejum e cetobiótica — não por falta de vontade, mas porque a agenda dela era tão repleta que ela achava difícil ganhar impulso. Quis encontrar para Rebecca uma solução que lhe permitisse obter os resultados desejados, mas com flexibilidade para ainda se divertir com os amigos.

O que funcionou incrivelmente bem com Rebecca foi uma das reconfigurações que criei para a minha comunidade. O *Women's Metabolic Reset* ou reconfiguração metabólica feminina de 15 dias alterna os diversos jejuns e estilos alimentares para ajudar as mulheres especificamente a emagrecer. Fazer essa reconfiguração várias vezes por ano foi fundamental para Rebecca. No ano passado, ela a fez várias vezes e perdeu onze quilos. Foi uma solução extraordinária que lhe dá flexibilidade na agenda social e o emagrecimento que deseja. Rebecca acha que, sempre que a vida a tira dos trilhos ou ela se sente fora de controle, é só recorrer à Reconfiguração Metabólica de 15 Dias. É fácil de seguir e tem a variedade de que ela precisa para voltar à linha.

Emagrecer não foi o único resultado positivo para Rebecca. Quando entra na Reconfiguração de 15 Dias, ela fica com mais energia, a inflamação reduz, a firmeza muscular aumenta e o humor melhora. Adoro que ela tenha essa ferramenta para ajudá-la.

Próximas etapas da alimentação para equilibrar os hormônios

- Remover os carboidratos refinados.
- Manter a carga líquida de carboidrato abaixo de 50g.
- Comer proteínas limpas.
- Manter a ingestão de proteína abaixo de 50g.
- Comer gorduras boas; evitar as ruins.
- Garantir que mais de 60% do que você come no dia sejam gorduras saudáveis.
- Dominadas essas etapas, passar à Reconfiguração Hormonal de 28 Dias.

Nos últimos anos, a popularidade da dieta cetogênica aumentou muito, e ela recebeu algumas más revisões, principalmente em mulheres. Isso acontece principalmente porque muitas mulheres não aprenderam a combinar a alimentação pobre em carboidrato com os seus hormônios. Em meu livro *Saudável como uma garota*, Alaúde (2024), mostro com detalhes que é exatamente isso que mulheres de todas as idades fazem. Minha forte impressão é que as mulheres na menopausa precisam fazer a dieta cetogênica de um jeito diferente. O que delineei para você neste capítulo é um jeito lindo de obter os benefícios incríveis da dieta cetogênica e ainda preservar o microbioma intestinal e equilibrar os hormônios. O melhor dos dois mundos.

A RECONFIGURAÇÃO HORMONAL DE 28 DIAS

Dias 1 a 11: Alimentação cetobiótica com a sua opção de jejum.

Dias 12 a 14: Alimentos que aumentam o estrogênio, com jejum intermitente.

Dias 15 a 21: Alimentação cetobiótica com a sua opção de jejum.

Dias 21 a 28: Alimentos que aumentam a progesterona, com jejum intermitente.

CAPÍTULO 8

Conheça o seu estroboloma

Tenho boas e más notícias. A boa: tudo o que acabei de lhe ensinar sobre comer, jejuar e hormônios é aplicável às células humanas. A má: pela estimativa atual, as células humanas constituem apenas uns 50% de quem somos. O resto são bactérias, fungos, parasitas e vírus. Parece nojento? Pois não é. Esses micróbios fazem milagres. O fabuloso neles é que você pode alimentá-los com comida saudável e eles ficarão mais fortes e poderosos. Neste capítulo, quero lhe mostrar exatamente como energizar esses micróbios milagrosos.

Primeiro, vou lhe apresentar o microbioma. *Microbioma* é o nome usado para explicar todos os micróbios incríveis que vivem dentro e em cima de você. Há trilhões de micróbios diferentes na sua pele, no intestino, em torno de cada órgão e nas membranas mucosas nasal e vaginal. Um mundo inteiro de micróbios bons vive na sua boca. Se for como a maioria, você aprendeu a temer os micróbios.

Vivemos num mundo obcecado em matar bactérias. Temos soluções antibacterianas para praticamente tudo. Mas o que esquecemos de lembrar é que existem bactérias boas e más. As boas produzem algumas substâncias incríveis para nós, como a serotonina que nos mantém felizes e o GABA que acalma o cérebro. Temos bactérias que controlam o sistema imune, regulam a glicemia e aceleram o metabolismo. Temos até um conjunto inteiro de bactérias que nos ajuda a remover do corpo os estrogênios ruins. As bactérias são nossas amigas, mas só nos ensinam a matá-las. Está na hora de mudar. Quero lhe ensinar a nutrir e cultivar essas bactérias incríveis para ter todos os benefícios à saúde que elas oferecem.

Há duas maneiras de nutrir as bactérias boas. Primeiro, é preciso parar de destruí-las. Vou lhe mostrar alguns hábitos muito prejudiciais que matam essas figurinhas boas. Depois, é preciso alimentá-las. Não as mate e mantenha-as bem alimentadas: é simples assim. Pense nessas bactérias boas como bichinhos de estimação que moram dentro de você. É bom criar um ambiente onde elas possam crescer e prosperar.

O que destrói as bactérias boas?

Este mundo rico em antibióticos não mata só os vilões; ele destrói os mocinhos também. Se quiser nutrir as bactérias boas, é preciso interromper o fluxo de assassinos de micro-organismos. Nós os chamamos de antibacterianos. Olhe agora mesmo o seu mundo pessoal. Onde você está recebendo uma dose diária de antibacterianos? Comece a se perguntar:

- Estou usando sabonete antibacteriano?
- Escovo os dentes ou enxáguo a boca com pasta de dente ou enxaguante antibacteriano?
- Como carne com antibióticos?
- Quantos ciclos de antibiótico já tomei na vida?

Quanto maior a exposição aos antibióticos, menos bactérias boas você provavelmente terá. Um ciclo de antibióticos receitado por via oral pode matar até 90% das bactérias boas e reestruturar completamente a diversidade do intestino. Esse é um problema imenso no mundo de hoje. Temos pouco respeito por esses micróbios bons. Atendi milhares de mulheres que tomaram mais antibiótico do que conseguiriam contar. Essas mesmas mulheres sofrem de depressão, ansiedade e insônia ou foram diagnosticadas com várias doenças autoimunes. Perder as bactérias boas significa perder as substâncias que nos mantêm felizes e saudáveis. Esse é um conceito cuja compreensão é tão importante que quero garantir que seja a sua primeira tarefa para reconfigurar o microbioma. Interrompa o fluxo de antibióticos.

Depois de fazer isso, o próximo passo para você é minimizar as toxinas que entram no corpo. Isso se aplica tanto às que entram pela boca quanto às que você passa na pele. Mergulho com mais detalhes nas toxinas no próximo capítulo, mas, por enquanto, quero que você entenda que, quanto maior a carga tóxica, menos bactérias boas você tem.

O jeito mais fácil de não intoxicar o intestino é parar de comer comidas falsas. Nem todos os alimentos são iguais. Há alimentos reais feitos pela natureza e alimentos falsos feitos pelo homem. Em geral, os alimentos reais, como frutas e hortaliças, não destroem o microbioma intestinal. Eles o alimentam. Os alimentos feitos pelo homem, como conservantes, adoçantes artificiais, corantes, aditivos e gordura hidrogenada, dificultam que as bactérias boas prosperem. Aqui está uma lista de alimentos que recomendo enfaticamente manter distância regular, pois eles destroem os seus micróbios felizes:

- Glutamato monossódico (MSG)
- Corantes artificiais
- Nitrito de sódio
- Goma guar
- Xarope de milho rico em frutose
- Adoçantes artificiais
- Gorduras trans (como os óleos parcialmente hidrogenados, o óleo de canola e o óleo vegetal)

Você encontrará a maior parte dos alimentos falsos nos corredores centrais do supermercado. Em geral, eles têm vida longa na prateleira e pouco valor nutricional. Recomendo que, sempre que possível, você faça as compras no perímetro do supermercado. É lá onde estão os alimentos mais perecíveis que talvez não durem muito na geladeira, mas farão maravilhas pelas suas bactérias boas.

Um pensamento final sobre a morte das bactérias boas: o mundo microbiano é de uma inteligência incrível, e frequentemente as bactérias se comunicam entre si. Isso é mais verdadeiro ainda no microbioma intestinal e no da pele. Tudo o que você põe no intestino sai pela pele. Vemos isso na acne. As bactérias intestinais têm dificuldade de decompor os laticínios, que são forçados a sair pela pele. Também vemos o contrário. O que você põe na pele pode afetar o intestino. Se você constantemente passa substâncias tóxicas ou sabonetes antibacterianos na pele, haverá um efeito negativo nos micróbios intestinais. Esse conceito é tão importante que, no meu protocolo de Reconfiguração do Microbioma, recomendo usar loções ricas em probióticos, como a *Derma Colonizer* da *Systemic Formulas*, para manter feliz o microbioma da pele e, assim, reforçar o microbioma intestinal saudável.

Como alimentar as bactérias boas

Agora que você tem uma ideia de como interromper a destruição das bactérias boas, vamos falar de como alimentar essas queridinhas. Há três categorias de alimento cujos micróbios bons gostam de comer: polifenóis, probióticos e prebióticos. No livro *Em defesa da comida*, Michael Pollan afirma: "Coma comida. Não em excesso. Principalmente vegetais". Ele acerta na mosca. Concordo plenamente com ele. As plantas são o combustível do microbioma bom. Quanto mais você as come, mais felizes ficam as bactérias boas. Os polifenóis e os alimentos prebióticos ajudam a multiplicar as bactérias boas que você já tem, e os alimentos ricos em probióticos acrescentam bactérias boas ao intestino. É preciso um equilíbrio diário dessas três categorias alimentares.

Meus alimentos preferidos ricos em polifenóis são:

- Cravo-da-índia
- Azeitona
- Chocolate amargo
- Frutas miúdas
- Nozes, castanhas e amêndoas cruas
- Vinho tinto

Meus alimentos prebióticos favoritos são:

- Sementes de chia
- Sementes de cânhamo
- Sementes de linhaça

Meus alimentos favoritos ricos em probióticos são:

- Chucrute
- *Kimchi*
- Iogurtes ricos em probióticos
- Bebidas ricas em probióticos (*kombuchá*, água de *kefir*)
- *Kefir* de leite cru

Infelizmente, não temos pesquisas específicas sobre a quantidade desses alimentos que devemos consumir todo dia. Mas lembre-se de que o segredo é a diversidade. Numa entrevista recente comigo, Terry Wahls, autora do Protocolo Wahls, falou da importância da diversidade de plantas a ingerir. Ela tem uma história incrível. Aliviou os sintomas da esclerose múltipla com a alimentação. Recomendo enfaticamente que você assista à sua TED Talk chamada *Minding Your Mitochondria* ("Cuidando das mitocôndrias"). O que mais me impressionou na nossa conversa foi o compromisso dela de consumir mais de duzentas plantas diferentes na alimentação no período de um ano. Experimente; é um desafio divertido. Gostei tanto da ideia e passei a dedicar um dia inteiro do meu programa Forever Young Reset (Reconfiguração Juventude Eterna) à diversidade vegetal. Nesse dia, faço as pessoas jejuarem 24 horas para iniciar a produção intestinal de células-tronco e, em seguida, ofereço quinze plantas diferentes para alimentar o microbioma bom do intestino.

Conheça o seu estroboloma

Todas as bactérias boas servem a vários propósitos. Algumas produzem neurotransmissores, outras nos protegem da elevação do colesterol, outras ainda ajudam a decompor as vitaminas do complexo B da comida para serem absorvidas mais prontamente. São bactérias ocupadas. Há um grupo de bactérias que será muito útil para você na jornada da menopausa e formam o chamado estroboloma. Esse grupo de bactérias úteis faz duas coisas por você: decompõe os estrogênios tóxicos e ativa o estrogênio útil. São essas as bactérias que é bom cultivar.

O estroboloma é formado por um grupo de mais de sessenta bactérias. Quando elas prosperam, os hormônios vão bem. Os micróbios do estroboloma também produzem betaglicuronidase, uma enzima fundamental necessária para garantir que aquele pouquinho de estrogênio saudável produzido nos anos da menopausa seja ativado nas células. Quanto mais betaglicuronidase você tiver, menos estrogênio bom será expelido do corpo.

Lembre-se, você tem estrogênio bom e ruim. Se quiser desabrochar nos anos da menopausa, é bom garantir que você tenha bastante do bom e consiga decompor o ruim. Quando os micróbios intestinais estão desequilibrados, a atividade da betaglicuronidase talvez se altere. Essa disbiose pode levar ao desequilíbrio de estrogênio. O estrogênio em excesso é a fonte de muitas patologias e doenças crônicas.

Sinais comuns de que o seu estroboloma está desequilibrado:

- Empanzinamento e má digestão
- Acne
- Baixa libido
- Menstruações pesadas, leves ou irregulares
- Seios sensíveis, inchados e/ou fibrocísticos
- Dor de cabeça
- Ganho de peso
- Fogachos ou calores
- Alterações de humor
- Síndrome do ovário policístico
- Câncer de mama ou de ovário

A maneira mais simples de entender o estroboloma é com um exame de fezes doméstico. O que recomendo se chama *Gut Zoomer*, da *Vibrant Wellness*. Além de lhe dizer que patógenos é preciso matar, esse exame de fezes lhe revelará se você tem o equilíbrio certo de bactérias boas. Isso é utilíssimo quando queremos equilibrar os hormônios, emagrecer, impedir a dor crônica ou levar felicidade de volta ao cérebro.

Duas bactérias do estroboloma favoritas minhas são a *Lactobacillus reuteri* e a *Lactobacillus rhamnosus*. Fique de olho nessas bactérias quando comprar probióticos. São as que equilibram o estrogênio. As duas estão presentes no meu suplemento favorito para mulheres na menopausa: *Femicrine*, da *Systemic Formulas*.

Uma das maneiras de nutrir essas duas bactérias é acrescentar mais fitoestrogênios à alimentação. Alguns fitoestrogênios muito úteis que reforçam o estroboloma são:

- *Black cohosh* (acteia ou erva-de-são-cristóvão)
- Brócolis
- Cenoura

- Alfazema-do-campo (*Vitex agnus-castus*)
- Café orgânico
- *Dong quai* (*Angelica sinensis*)
- *Oenothera biennis* (*evening primrose*, erva-dos-burros, onagra)
- Leguminosas (feijão, ervilha, amendoim)
- Raiz de alcaçuz
- Laranja
- Trevo-vermelho
- Soja orgânica (tofu, tempê, missô, leite de soja)

Mantenha o seu fígado feliz

O fígado é outro órgão que decompõe estrogênio. O fígado, a vesícula e o intestino delgado trabalham em conjunto. Se tomar muito cuidado com o microbioma intestinal, mas forçar demais o fígado, você continuará com os hormônios desequilibrados.

Algumas boas práticas para o funcionamento ótimo do fígado são:

- Minimizar os estressores do fígado, como álcool, medicamentos, frituras e doces.
- Aumentar o consumo de crucíferas, como couve-de-bruxelas, brócolis e couve-flor.
- Fazer cataplasmas de óleo de rícino três vezes por semana.
- Experimentar o enema de café (uma vez por semana).
- Tomar suplementos para obter nutrientes importantes para o fígado, que pode estar com alguma deficiência.

Expurgue os patógenos

Uma observação final que é preciso fazer sobre os micróbios intestinais: além da deficiência de bactérias boas, talvez você precise também eliminar os patógenos. Os patógenos são os agressores do microbioma intestinal. Eles ocupam terreno dentro do intestino e dificultam o crescimento dos mocinhos. Conseguem também controlar os seus desejos e lhe dão sintomas desagradáveis.

Os patógenos têm muitas formas: parasitas, vírus, bactérias e fungos. Pelo que vejo, o mais prejudicial ao equilíbrio hormonal é a *Candida albicans*. Ela é um fungo que nos faz ansiar por açúcar, carboidratos refinados e álcool. Pode provocar névoa cerebral, evitar que você emagreça e contribuir para as micoses vaginais.

Há várias maneiras de entender se esse patógeno mora no seu intestino. Os desejos são um bom começo. Em geral, as minhas pacientes com desejo incontrolável de açúcar têm candidíase. A fonte preferida de combustível da *Candida* é o açúcar; para se manter viva, ela provoca a vontade de comer doces. Os sintomas da cabeça, como névoa cerebral e tinido nos ouvidos, são outros sinais reveladores, assim como os sintomas clássicos das micoses, como urticária, coceira na pele e infecções vaginais recorrentes.

Observe a sua língua assim que acordar de manhã. Uma cobertura branca ou amarela também pode ser sintoma de candidíase. Essa cobertura aparece principalmente quando você jejua. Um exame de fezes como o *Gut Zoomer* também confirmará se há *Candida* ou outros patógenos no seu intestino.

Reconfigure o seu microbioma

Como você pode ver, há muita coisa no microbioma intestinal. Ele é um sistema frágil e complicado que, se for incrivelmente bem cuidado, vai lhe ser utilíssimo. Devido à importância do microbioma para a saúde em geral, quero lhe mostrar o protocolo da Reconfiguração do Microbioma que aplico em todas as minhas pacientes. Junto das outras recomendações de que falei neste capítulo, aqui estão três acréscimos importantes que eu faria na sua rotina diária.

Mude a pasta de dentes

Recomendo enfaticamente uma pasta de dentes prebiótica que alimente as bactérias boas da boca. Essas bactérias boas ajudam a decompor a comida para que você não mande para o estômago alimentos não digeridos. Se não tiver essas bactérias boas na boca, alimentos que não foram pré-digeridos chegarão ao estômago. Em geral, isso leva esses alimentos não digeridos a fermentar no estômago e fortalece ainda mais a *Candida*. A marca que recomendo aos meus pacientes é *Revitin*.

Use uma loção probiótica

Lembra-se da conexão entre a pele e o intestino? Quando sair do chuveiro, quero que você passe uma loção probiótica no abdome. Isso começa a levar as bactérias úteis da pele para o intestino. Não se esqueça de passar um pouco da loção no umbigo, pois há uma conexão placentária entre ele e o fígado. Há muitas loções probióticas no mercado. A que eu mais gosto é *Skin Colonizer*, da *Systemic Formulas*.

Reponha os micróbios que faltam

Levar diariamente ao intestino as principais bactérias protetoras é importante. Mas o solo onde se cultiva a maior parte dos nossos alimentos é pobre em sais minerais e bactérias úteis. Assim sendo, recomendo um suplemento chamado *Gut Support*, da *Intelligence of Nature*, que ajuda a repor as bactérias importantes que anos atrás existiam no solo. O *Ion Biome* foi criado por Zach Bush, endocrinologista que percebeu que muitos pacientes seus estavam doentes por falta de micróbios. Ele descobriu que o solo onde os nossos alimentos são cultivados não tem as importantes bactérias boas e protetoras que existiam ali décadas atrás. Quando reintroduziu essas bactérias no intestino dos pacientes, eles começaram a sarar. No microscópio, Bush e a sua equipe notaram que essas bactérias faltantes vedavam o intestino permeável vinte minutos depois de ingeridas. Quando o intestino permeável é vedado, as toxinas não entram mais na corrente sanguínea. Devido ao poder curativo dos micróbios faltantes, esse é o único suplemento que recomendo que todas as minhas pacientes mantenham. Eles têm até um *spray* nasal que ajuda a levar as bactérias protetoras para a membrana mucosa do nariz.

Espero que você sinta que muito se pode fazer para reforçar o microbioma. O microbioma é uma nova fronteira. Todo dia os pesquisadores descobrem mais sobre a utilidade das bactérias para o nosso corpo. Você entendeu. Reconfigurar o microbioma pode ser divertido.

A HISTÓRIA DE MARY

Quando estava com 40 e muitos anos, Mary teve enxaquecas fortíssimas, insônia e perda excessiva de cabelo, que afetaram drasticamente a sua vida pessoal e profissional. Ela estava bem no meio da viagem da menopausa sem nenhuma compreensão de como melhorar. A vida desmoronava sobre ela. Mary ficou incrivelmente estressada, cansada e infeliz e estava desesperada atrás de soluções.

Com 30 e poucos anos, ela teve fadiga crônica devido a desequilíbrios da tiroide, das suprarrenais e digestivos. Passou boa parte da terceira década de vida tratando o problema. Então, chegou aos 40 e os sintomas reapareceram. Ela já fazia uma dieta paleolítica saudável e anti-inflamatória, tinha adotado mudanças significativas do estilo de vida e se dedicava à prática de ioga e meditação.

Um dos superpoderes de Mary é ser incrivelmente tenaz e disposta a ser proativa, principalmente quando se trata da saúde. Ela consultou numerosos médicos holísticos e se dispunha a fazer qualquer coisa para melhorar. Para ela, o que desanimava era que, apesar do esforço, não havia melhoras. As noites insones e a perda excessiva de cabelo lhe causavam tanta ansiedade e estresse que ela estava desesperada por uma nova solução.

Mary leu o meu primeiro livro, *The Reset Factor* [O fator de reconfiguração, em tradução livre], e se identificou com a minha abordagem multiterapêutica e personalizada para curar o corpo. Então, entrou em contato para marcar uma consulta. Quando me sentei com ela pela primeira vez, eu tinha uma missão: finalmente ajudar Mary a chegar à raiz dos sintomas.

A primeira coisa que fiz foi pedir a Mary uma série de exames de medicina funcional para ver por que ela não sarava. Os exames revelaram intestino permeável, fadiga das suprarrenais e nível baixo de estrogênio e progesterona. Com esse resultado, criei um plano que combinava várias das minhas ferramentas de cura favoritas. Logo Mary recuperou a saúde: nada de enxaqueca, noites insones, ansiedade, exaustão e queda capilar. Grande parte da cura de Mary ocorreu no intestino. Quando descobri o caminho certo para o intestino, os hormônios também melhoraram.

Faz dois anos desde que examinei Mary pela primeira vez. Hoje, ela tem uma energia incrível e, no ano passado, conseguiu realizar um sonho: visitar Bali e a Itália sem nenhuma complicação de saúde. Hoje ela sabe que, no seu caso, todos os caminhos de cura levam ao intestino. Se quiser se manter ótima, só precisa usar as ferramentas que lhe ensinei para manter o intestino em forma. Além de se sentir melhor do que nas décadas anteriores, ela também recuperou o controle da saúde. Isso é incrível.

Próximos passos para reconfigurar o microbioma

- Minimize a quantidade de antibacterianos que você toca ou ingere.
- Evite alimentos falsos e tóxicos, com substâncias sintéticas e óleos prejudiciais.
- Acrescente alimentos ricos em polifenóis, prebióticos e probióticos.
- Reforce o seu fígado.
- Alimente o seu estroboloma.
- Examine e expurgue os patógenos.
- Siga a reconfiguração diária do microbioma.

Foi muito inspirador distribuir saúde do ponto de vista da medicina funcional nos últimos 23 anos. Muita coisa mudou no modo como vemos a saúde. Antes, pensávamos que a saúde era determinada apenas pelos genes. Depois, aprendemos a ciência da epigenética e que o estilo de vida pode ligar e desligar os genes. Então, em 2007, foi lançado o Projeto do Microbioma Humano, e o modo como vemos os genes mudou mais uma vez. Esse projeto de seis anos descobriu que as bactérias dentro e sobre nós têm um efeito imenso na nossa expressão genética. O Projeto do Microbioma Humano também nos inspirou um profundo respeito pelas bactérias úteis que têm um efeito potente sobre o metabolismo, baixam o colesterol, produzem neurotransmissores e regulam o sistema imune. Resultado: precisamos cuidar melhor dessas bactérias. Desde o nascimento do Projeto do Microbioma Humano, surgem cada vez mais pesquisas sobre o modo como as bactérias são milagrosas para a nossa saúde. Esta é uma época empolgante. Quando entender como alimentar esses micróbios úteis, verá que eles fazem você se sentir bem.

CAPÍTULO 9

O detox é mais importante do que o estilo de vida?

Vivemos na época mais tóxica da história humana. Nos últimos sessenta anos, mais de 87 mil novas substâncias entraram no nosso ambiente. Essas toxinas penetraram na comida, na água e no solo. Estão na mobília, nos produtos de beleza e no tecido das roupas. Somos expostos a toxinas até na cadeira do dentista, na vacina de gripe anual e nos medicamentos. Muitas dessas toxinas são chamadas de carcinógenos e sabidamente provocam câncer; outras, as neurotoxinas, prejudicam o tecido nervoso. Essas toxinas são armazenadas nos tecidos do corpo e danificam o tecido saudável. Elas se bioacumulam num ritmo mais veloz do que nunca, e por isso o corpo humano enfrenta dificuldades.

Ninguém sofre mais com esse aumento da carga de toxinas do que a mulher na menopausa. Vou lhe explicar por quê. As drásticas mudanças hormonais dos anos da menopausa estimulam os tecidos do corpo a liberar toxinas. Por exemplo, o chumbo reside nos ossos e é comum que seja liberado nos anos da menopausa. Isso aumenta o pesadelo da mulher na menopausa porque, quando liberado, o chumbo vai para outras partes do corpo. As toxinas adoram se acumular na gordura e no tecido nervoso. O cérebro é formado pelos dois. Isso torna o cérebro extremamente vulnerável à bioacumulação de toxinas. Mas lembre-se: você foi milagrosamente projetada. Veio com uma barreira que cerca o cérebro para protegê-lo de substâncias prejudiciais. É a chamada barreira hematoencefálica. Ela protege o cérebro, com exceção de três áreas: o hipotálamo, a hipófise e a glândula pineal. São essas as áreas que controlam toda a produção de hormônios. Quando as toxinas se instalam lá, todo o seu sistema hormonal sai do prumo.

Não importa se o seu estilo de vida é limpo; desintoxicar o cérebro é fundamental. É o caminho de volta para restaurar o equilíbrio dos hormônios já em declínio. Foi exatamente o que aconteceu comigo. Quando a menopausa me atingiu com tudo, eu tinha o estilo de vida mais limpo e saudável possível. Mas ainda senti fogachos fortíssimos, tive dificuldade para dormir, o meu humor ficou instável, senti dificuldade com a clareza mental e a energia baixou. A peça que eu não tinha resolvido era a carga tóxica. Só quando aprendi a eliminar essas toxinas ambientais recuperei a minha vida. Neste capítulo, vou lhe ensinar que toxinas precisamos procurar e o que fazer para eliminá-las adequadamente do organismo.

Quando se trata do detox, as primeiras perguntas a fazer são "Que toxinas mais me afetam?" e "Como é que me livro delas?" A parte difícil do controle da carga tóxica é compreender a quantidade imensa de toxinas a que nos expomos diariamente. Tentei entender as mais de 87 mil substâncias introduzidas no ambiente nos últimos sessenta anos. Isso me levou por labirintos de pesquisa para descobrir que toxinas são as mais prejudiciais. Mas, em vez de entediar você com uma longa lista de substâncias, eu as classifiquei em três categorias principais: substâncias eternas, desreguladores endócrinos e metais pesados.

Substâncias eternas

Os PFA, ou seja, os per e polifluoroalquil, englobam uma classe com mais de cinco mil substâncias incrivelmente persistentes no meio ambiente e que se acumulam rapidamente no organismo. Eles foram ligados à redução da função imune, a doenças da tiroide e dos rins, ao colesterol elevado e a problemas reprodutivos. Talvez o mais assustador seja que são considerados possíveis carcinógenos e não saem facilmente do corpo. Estudos mostram que os PFA têm meia-vida de 92 anos no ambiente e oito anos no organismo humano. Entende por que são chamados de substâncias eternas? Essas toxinas horríveis querem ficar muito tempo conosco.

Os PFA não afetam apenas uma única parte do corpo; eles também podem ter efeito sistêmico. De acordo com o *Environmental Working Group*, o sistema imune é especialmente vulnerável a substâncias eternas, e novos estudos indicam que há uma conexão forte entre a exposição aos PFA e a supressão da função imune, a baixa eficácia das vacinas e o risco maior de doenças autoimunes.[7]

Pense nisto um momento: você já foi trabalhar quando um resfriado contaminava todo mundo? Algumas pessoas pegaram, outras não. Por quê? E se a sua carga tóxica tiver algum papel na força da reação imune?

Que tal o aumento das doenças autoimunes? Agora os estudos comprovam que a genética só contribui com 30% de todas essas doenças. Setenta por cento das doenças autoimunes se devem a toxinas ambientais.[8] As mulheres têm incidência e prevalência de doenças autoimunes maiores do que os homens, e 85% ou mais dos pacientes com várias doenças desse tipo são mulheres. É comum essas doenças autoimunes aparecerem em épocas de grande mudança hormonal, como a menopausa.[9]

Como evitar essas substâncias? Bom, infelizmente é quase impossível evitá-las por completo. Elas estão na água potável, nas embalagens, no estofamento dos móveis, nos colchões, no tratamento de carpetes, nas panelas de Teflon e até nas roupas.

Há alguns passos inteligentes que você pode dar para reduzir a exposição:

- Troque as panelas de Teflon por ferro fundido.
- Evite alimentos pré-embalados em recipientes de isopor, plástico ou papelão.
- Quando comprar móveis, prefira materiais orgânicos.
- Invista num filtro de água de osmose reversa.

Desreguladores endócrinos

Os desreguladores endócrinos (DE) também são onipresentes no meio ambiente. Talvez você tenha ouvido falar que estão associados a cânceres hormonais, como os de mama e ovário. Mas essas substâncias não precisam provocar um diagnóstico de câncer para criar problemas. Elas podem desequilibrar o estrogênio e a progesterona e causar queda capilar, fogachos, ansiedade, insônia e ganho de peso sem nenhuma razão.

Os desreguladores endócrinos mais comuns são:

- Plásticos com bisfenol A (BPA)
- Bifenilas policloradas (PCBs)
- Dicloro-difenil-tricloroetano (DDT)
- Dioxinas
- Pesticidas
- Parabenos
- Ftalatos
- Metais pesados

Sabe-se que os desreguladores endócrinos bloqueiam os receptores de hormônios. Esses receptores são as aberturas da célula que permitem a entrada de hormônios para ativar uma ação específica no corpo.

Por exemplo, o hormônio T3 entra nas células e ativa o metabolismo. Se uma toxina bloquear o receptor, o hormônio não vai conseguir entrar e você ficará com o metabolismo lento.

Lembra-se de que o cérebro envia um sinal a determinadas glândulas endócrinas para secretarem hormônios? Se o cérebro estiver saudável e a glândula endócrina funcionar bem, você ainda poderá ter sintomas de desequilíbrio hormonal devido ao bloqueio dos receptores. Essa é uma situação comum nos sintomas da tiroide.

Muitas mulheres têm sintomas de problemas na tiroide, mas o médico olha o exame de sangue e diz que está tudo bem. Então por que elas não se sentem bem? Pior ainda, muitas mulheres tomam medicação para a tiroide e ainda se sentem péssimas. Se for o seu caso, há uma boa probabilidade de que os seus problemas de tiroide não venham da glândula, mas do bloqueio dos receptores.

Minimizar a exposição aos desreguladores endócrinos fará uma enorme diferença na saúde hormonal. Os melhores passos a dar para baixar os DE são os seguintes.

Examine os produtos de beleza

Think Dirty [pense sujo, em tradução livre] é um aplicativo desenvolvido pelos *Breast Cancer Prevention Partners* (Parceiros pela Prevenção do Câncer de Mama) que permite escanear os produtos de beleza para ver se contêm carcinógenos, desreguladores hormonais e alérgenos. Recomendo que minhas pacientes examinem tudo o que tocar a pele ou cabelo. O bom é que esses produtos tenham nota três ou menos na escala *Think Dirty*.

Prefira alimentos orgânicos

A alimentação orgânica não é só para os *hippies*. É para quem quiser se manter saudável e prevenir doenças. Além de serem carcinógenos conhecidos, os pesticidas também bloqueiam os receptores de hormônios.

A tiroide é uma glândula endócrina especialmente vulnerável aos pesticidas. Eles bloqueiam os receptores de hormônios e destroem o tecido saudável da glândula. É comum chamarem a tiroide de canário na mina de carvão. Quando perceber que a tiroide não funciona bem, este é um sinal de que a carga tóxica está alta.

Hoje, há alimentos orgânicos em qualquer lugar. Se o custo preocupa, o primeiro lugar a começar é pela carne. Há mais pesticidas nos animais que comemos do que os borrifados nas frutas e hortaliças. O próximo passo é seguir as diretrizes *Dirty Dozen* [dúzia suja, tradução livre] e *Clean Fifteen* [quinze limpos, tradução livre] do *Environmental Working Group* (grupo de trabalho ambiental). Essa é uma lista poderosa que inclui as frutas e hortaliças que deveriam ser orgânicas e as que não recebem muitos agrotóxicos (ou seja, não há problema em comprar os convencionais). Na minha casa, comemos muito abacate, que está na lista *Clean Fifteen*. Como os abacates orgânicos custam o dobro dos convencionais, em geral compramos estes últimos.

Abandone o plástico

Os plásticos com BPA também estão destruindo os seus hormônios. Além de prejudicarem as glândulas endócrinas, eles também bloqueiam receptores e se instalam no cérebro. Se você ainda usa sacolas ou recipientes plásticos para guardar alimentos, está na hora de parar. As substâncias do plástico vazam na comida e contribuem para os sintomas da menopausa.

Na minha casa, usamos recipientes e garrafas de vidro, tanto para guardar sobras quanto para pôr água. Foi uma troca fácil e só levei um dia para dar uma geral na cozinha e jogar fora tudo o que continha plástico. É uma iniciativa que vale a pena e lhe poupará muitas noites insones e alguns fogachos.

Treine a sua lente tóxica

Quero que você comece a olhar tudo o que come, bebe, respira ou toca através da lente tóxica. Pergunte-se: "Que substâncias existem aí? Será que existe uma versão natural?" Chamo essas mudanças de laterais. Você só troca uma versão tóxica por outra natural. Um ótimo exemplo de algo fácil de trocar são os purificadores de ar. Os purificadores comerciais para o carro e o lar são desreguladores endócrinos conhecidos.[10] Você pode substituí-los por óleos essenciais e difusores.

E os alimentos pré-embalados? O que você mesma pode preparar? Por exemplo, a pipoca de micro-ondas é imensamente tóxica. Compro milho de pipoca orgânico para fazer em casa. Além de evitar os DE e as substâncias eternas, posso borrifar a pipoca com manteiga de vacas criadas no pasto.

Quando você começa a olhar tudo através da lente tóxica, escolher os itens mais saudáveis e menos tóxicos se torna uma segunda natureza. A consciência é o primeiro passo. É como comprar um carro. Assim que decide qual carro quer, o modelo aparece na rua em toda parte. O mesmo acontecerá com as toxinas. Além de identificar os itens tóxicos, você também desenvolverá papilas gustativas que vão lhe avisar se o alimento é fresco ou tóxico. Garanto que esse é um músculo que podemos treinar. Depois de treinar, a sua saúde a longo prazo melhorará muito.

Foi o que aconteceu com Terri, paciente minha de 54 anos, pós-menopausa, que tinha problemas com os hormônios. Embora não menstruasse por mais de três anos, ela ainda sentia fogachos, tinha dificuldade de dormir e, por mais que tentasse, não conseguia emagrecer.

Fiz nela um exame DUTCH e descobri que os metabólitos prejudiciais do estrogênio estavam altíssimos. Ela estava só começando a entender o seu ambiente tóxico. Eu lhe pedi que procurasse as toxinas com as quais se expunha continuamente todo dia. Na época, Terri não comia alimentos orgânicos; boa parte dos seus produtos de limpeza e beleza eram muito tóxicos; e ela passava muito tempo fora de casa, em geral se alimentando de comida embalada em plástico. Mas estava atenta à saúde e sabia que precisava mudar.

Ela passou vários meses desfazendo os hábitos tóxicos. A cada grande mudança do ambiente tóxico, os sintomas melhoravam. Dali a um ano, os fogachos desapareceram, ela começou finalmente a emagrecer e voltou a dormir. Terri se sentia tão bem que decidimos fazer outro exame DUTCH. Os metabólitos prejudiciais do estrogênio tinham baixado. Remover as toxinas do seu mundo lhe salvou a vida. Fiquei muito orgulhosa dela.

Metais pesados

Os metais pesados são um pesadelo para a mulher na menopausa. Muitos metais como chumbo e mercúrio residem nos seus tecidos e são liberados na corrente sanguínea em épocas de mudança hormonal: puberdade, gravidez e menopausa. Na corrente sanguínea, é fácil eles irem para o cérebro e criarem o caos nas partes que regulam os hormônios.

Os metais pesados são as toxinas mais prejudiciais. Podem ser a principal razão para você perder a memória, se sentir irritada e deprimida e não dormir. Sem saber, acumulamos muitos desses metais anos atrás. Em alguns casos, a carga de metais pesados nos foi passada pelas mães quando estávamos no útero. Para algumas mulheres, a carga é alta pela exposição geracional da mãe ou da avó. Sei que foi esse o caso da minha jornada da menopausa.

Como são liberados pelos tecidos onde estão armazenados, os metais pesados podem surpreender você. Sei que uma mulher está lidando com a toxicidade de metais pesados quando ela me diz: "Do nada, comecei a ter dificuldade para dormir", "Nenhum dos meus truques para emagrecer funciona mais" ou "Sinto pena do pobre do meu marido, porque ando muito irritada e fico nervosa à toa". Esses são sintomas clássicos da liberação de metais pesados.

Os dois metais mais comuns que contribuem para a montanha-russa da menopausa são o chumbo e o mercúrio.

Chumbo

Fiz exames de metais pesados em milhares de pacientes e nenhuma estava livre de chumbo. O chumbo reside nos ossos. Durante a menopausa, ele é liberado na corrente sanguínea e irrita os nervos, enfraquece os ossos e retarda a memória. Não consigo nem contar o número de casos que vi de mulheres na menopausa com chumbo elevado e que têm osteoporose, sentem dor crônica, estão deprimidas e começam a ter dificuldade de recordar palavras. Esses são sintomas clássicos de intoxicação por chumbo. Considero o chumbo um supressor. Ele desacelera o pensamento, nos rouba a alegria, enfraquece os ossos e nos deixa com uma dor surda crônica.

Mercúrio

Por outro lado, o mercúrio é excitante. É o metal que deixa você agitada, irritada e inquieta e não permite que durma à noite. É como um estimulante. A ansiedade já é alta nas mulheres na menopausa devido à queda do nível de progesterona, mas, se acrescentar a carga alta de mercúrio, você terá uma mulher irritada na menopausa.

Há maneiras de minimizar a exposição a metais pesados tóxicos. Alguns lugares em que a exposição a eles é comum são:

- Dentista (obturações e coroas de amálgama)
- Vacina contra a gripe
- Peixe
- Reformas em casas antigas que usavam tinta à base de chumbo
- Cosméticos, principalmente batom
- Louça de cerâmica
- Água potável
- Frutas e hortaliças cultivadas em solo com metais pesados

Você pode expelir essas toxinas. Mas o jejum, o estímulo à autofagia, o regime de sucos e as limpezas do cólon não resolvem. Há quatro etapas específicas que recomendo para o detox de metais pesados e toxinas ambientais.

1. **Conheça a sua carga tóxica**

Como as toxinas ficam armazenadas nos tecidos, é difícil saber exatamente o tamanho da carga tóxica. Os exames de sangue e cabelo só nos dizem o que circula atualmente pelo organismo. Não revelam o que está guardado nos ossos, na gordura e no tecido nervoso. Por isso, recomendamos às pacientes um exame de metais pesados com quelante. É um exame de urina em que se usa um agente quelante como o ácido dimercaptossuccínico (DMSA) para tirar os metais dos tecidos, movê-los para a urina e medi-los.

O exame da carga tóxica ajuda a criar um plano de ação. Sem o plano, talvez você nunca saiba quanto precisa se desintoxicar nem por quanto tempo.

2. **Abra as vias da desintoxicação**

Lembre-se de que você está lidando com substâncias sintéticas, feitas pelo homem. Antes de começar qualquer tipo de detox profundo, é bom garantir que os órgãos responsáveis estejam saudáveis e prontos para o serviço. Os principais órgãos de desintoxicação são o fígado, o intestino, os rins, a pele e o sistema linfático.

Algumas estratégias que abrem as vias do detox e reforçam esses órgãos são:

Escovação seca: a escovação seca é a técnica de passar uma escova orgânica natural na pele. Ajuda a desintoxicar porque aumenta a circulação sanguínea e promove a drenagem/fluxo linfático. A escovação seca pode desobstruir os poros com o processo de esfoliação. Ela também estimula o sistema nervoso e nos deixa revigoradas depois. Adoro a escovação seca.

Saunas de infravermelho: As saunas de infravermelho são diferentes da sauna comum da academia. A luz infravermelha aquece as células de dentro para fora, como uma febre. Quando se aquecem assim, as células podem queimar as infecções, liberar toxinas e restaurar a capacidade de respirar.

Enemas de café: Por mais que soe assustador, o enema de café é uma experiência que muda a vida de muitas pacientes minhas. É exatamente o que o nome diz. Em vez de usar água, o enema usa café. Ministrado ao corpo dessa maneira, o café dilata o duto comum da bile, que é a via pela qual o fígado expulsa as toxinas.

Terapia da luz vermelha: A luz vermelha cura. Nós a usamos o tempo todo na clínica para estimular a cura celular. Quando lançada sobre a célula, a luz vermelha cura a membrana celular externa e ativa as mitocôndrias, que são a parte da célula que inicia a desintoxicação interna.

Terapia magnética pulsada: Pense nas mitocôndrias como a bateria das células. Com a bateria baixa, as células se inflamam e as toxinas não conseguem sair. A terapia magnética pulsada (ou PEMF, na sigla em inglês) envia à célula frequências eletromagnéticas saudáveis que energizam as mitocôndrias para que voltem a se desintoxicar.

Câmaras hiperbáricas de oxigênio: O oxigênio também é útil para as células durante o detox. Com a idade, a capacidade das células de absorver oxigênio fica comprometida. O oxigênio hiperbárico é comprimido para penetrar na célula com facilidade. Quando as células têm mais oxigênio, as mitocôndrias saram e expulsam as toxinas sem esforço.

Suplementação: Lembra-se da metilação? São necessários muitos nutrientes para a metilação ocorrer dentro da célula, como as vitaminas B e a CoQ10. Quando trabalhamos para abrir as vias de detox da paciente, usamos um suplemento chamado *MORS*, da *Systemic Formulas*. Esse suplemento reforça o processo de metilação adequado e ajuda as células a se desintoxicarem.

Essas são as ferramentas básicas que uso na nossa clínica para ajudar as pacientes a terem um detox tranquilo. A ciência por trás de várias técnicas aqui descritas está no capítulo 11.

3. **Remova primeiro as toxinas do corpo**

Quando compreender como as toxinas contribuem para os sintomas da menopausa, garanto que você ficará com vontade de começar agora mesmo o detox do cérebro. Todo mundo quer tirar as toxinas do cérebro imediatamente. Entendo. Quando o cérebro está livre de toxinas, os sintomas da menopausa mudam drasticamente.

Lembre-se: quando removidas do cérebro, as toxinas são filtradas pelo fígado, pelo intestino, pelos rins e pelo sistema linfático. Recomendo enfaticamente que você desintoxique primeiro esses órgãos. Senão, será como esvaziar a lixeira cheia da cozinha na caçamba de lixo da rua, também cheia demais. As toxinas só vão transbordar para os outros tecidos.

Algumas maneiras ótimas de desintoxicar o corpo são:

- Aumente o nível de glutationa pela suplementação ou pelo consumo de crucíferas.
- Melhore o funcionamento da membrana celular com o aumento das gorduras boas.
- Use ligantes como carvão ativado, zeólitos ou ácido dimercaptossuccínico (DMSA).
- Melhore a metilação com a suplementação ou aumentando os alimentos ricos em enxofre.

4. **Remova as toxinas do cérebro**

É aí que você recupera a sua vida. É aí que começa a se sentir normal outra vez. Desintoxicar-se é como se alguém tocasse o cérebro com uma varinha mágica. Já fiz tanto detox cerebral que, no minuto em que começo, o cérebro instantaneamente se sente alegre, claro e concentrado outra vez. Há várias estratégias que acho úteis para o detox cerebral:

Aumente a produção de cetonas: Lembre-se: você produz cetonas naturalmente quando jejua. Se estiver desintoxicando o cérebro, pode ser útil jejuar por períodos mais longos para aumentar a produção.

Megadosagem de sais minerais: O cérebro precisa de sais minerais para funcionar normalmente. Uma simples falta de zinco pode causar uma depressão imensa. As toxinas costumam ficar nos receptores de sais minerais e, quando você as remove, o cérebro precisará de mais sais minerais para funcionar normalmente. Recomendo enfaticamente que você aumente o consumo de sais minerais quando estiver no detox cerebral. O suplemento que recomendamos se chama *MIN*, da *Systemic Formulas*.

Suplemente o ácido alfalipoico, como o do *Brain DTX*: Uma das dificuldades que temos na desintoxicação do cérebro é passar pela barreira hematoencefálica. Poucos nutrientes atravessam essa barreira poderosa. O suplemento que recomendamos para o detox cerebral se chama *Brain DTX*. É formado por um nutriente chamado ácido alfalipoico que consegue se aprofundar em partes do cérebro e soltar as toxinas.

Suplemente com ligantes de DMSA e zeólitos, como os do *Cytodetox®*: O segredo de toda desintoxicação é usar ligantes. Eles se agarram às toxinas quando elas saem das células. Isso é importantíssimo para que não sejam reabsorvidas. Na desintoxicação do cérebro, o nosso ligante favorito é o *Cytodetox* porque tem uma capacidade forte de magnetizar os metais.

Marque sessões semanais na câmara hiperbárica de oxigênio: Quando as toxinas saem das células, levar oxigênio para dentro delas pode ser curativo. Na nossa clínica, recomendamos a câmara hiperbárica de oxigênio para as pacientes que passam pelo processo de detox cerebral. Você encontra mais informações sobre o oxigênio hiperbárico no capítulo 11.

Marcar ajustes quiropráticos semanais: Talvez você conheça a quiropraxia como tratamento para a dor nas costas e no pescoço, mas pesquisas atuais mostram que ela faz muito mais do que isso. Hoje sabemos que o ajuste quiroprático melhora o fluxo do fluido cefalorraquidiano para dentro e para fora do cérebro. O fluido cefalorraquidiano é responsável pela desintoxicação. O ajuste quiroprático também faz o cérebro passar do estado de luta ou fuga para o de esperança e possibilidade. As nossas pacientes que incorporam ajustes quiropráticos semanais ao detox cerebral saram mais depressa e têm menos sintomas.

Sempre me sinto pessimista quando falo de toxinas. Sei que é uma tarefa imensa entender essas substâncias e se desintoxicar delas. Tentei resolver a minha montanha-russa da menopausa apenas com mudanças no estilo de vida. Não deu certo. Quando entendi as toxinas e me dediquei a desintoxicações regulares, voltei a me sentir quem era. Vejo que essa situação também acontece com inúmeras mulheres. O alívio dos sintomas turbulentos da menopausa está no detox.

A HISTÓRIA DE RACHEL

Durante dezoito anos, a identidade de Rachel ficou marcada pelo rótulo de hipotiroidismo, diagnosticado depois de alguns sintomas desagradáveis que a impediam de funcionar normalmente. Os dias eram cheios de fadiga incessante, depressão, uma acne terrível, pele e cabelo quebradiços e ganho de peso que não parava, apesar dos exercícios e da alimentação limpa. O mais difícil para Rachel era não ter respostas e não encontrar um médico que acreditasse que havia como sair desse pesadelo.

Ela decidiu tomar a saúde nas próprias mãos. Começou a aprender tudo o que podia sobre as causas do hipotiroidismo. Certo dia, mergulhada num mar de informações da tiroide, ela encontrou um podcast em que fui entrevistada por Katie Wells, *The Wellness Mama*, sobre a toxicidade geracional. Foi como se uma lâmpada se acendesse. Ninguém tinha ligado as toxinas à lentidão da tiroide. Talvez fosse a peça que faltava no quebra-cabeça da sua saúde. Ela marcou uma consulta comigo. Mergulhei no seu histórico clínico e descobri que a carga tóxica de Rachel era altíssima. Desintoxicar-se dos metais pesados era a peça que faltava.

Uma coisa importantíssima para mim é que as pacientes entendam como se desintoxicar adequadamente. Recebo muitíssimas pacientes que foram mal aconselhadas na hora de remover as toxinas do jeito certo, lento e eficiente. A carga tóxica de Rachel era tão alta que quis garantir que ela soubesse eliminar as toxinas para se desintoxicar durante anos.

Trabalhamos juntas já faz mais de um ano. Ela perdeu 25 quilos, o cabelo parou de cair, ela se sente vibrante e cheia de energia, o mau humor desapareceu e a pele brilha. Rachel ficou tão empoderada pelo que aprendeu sobre o detox que resolveu testar também a carga de metais pesados das três filhas. Venho trabalhando com ela para criar um plano de desintoxicação para as filhas que garanta a saúde antes do diagnóstico de hipotiroidismo.

A história de Rachel é um lembrete muito potente de que conhecimento é poder. Quando sabe por que o corpo não funciona bem, você pode criar um plano para se curar. Para Rachel, a causa básica do problema de tiroide era a intoxicação por metais pesados, principalmente chumbo. A jornada do detox devolveu a vida a Rachel. O mais importante é que hoje ela tem conhecimentos e ferramentas para manter a tiroide saudável pelo resto da vida.

Há muitas razões para eu adorar a história de cura de Rachel. Mas talvez o que eu mais goste é que Rachel escutou aquela voz interior que dizia "Você pode sarar. Não precisa aceitar esse diagnóstico." Como ouviu essa voz e tomou a cura nas mãos, hoje ela tem energia para ajudar a família, reacendeu a nova paixão para doar aos outros e o seu cérebro não a decepciona mais. A esperança foi restaurada. Como ela costuma afirmar lindamente, "quem tem esperança conquista o mundo".

Próximos passos para desintoxicar a vida

- Examine os seus produtos de beleza.
- Alimente-se com produtos orgânicos sempre que possível.
- Descarte o plástico.
- Treine a sua lente tóxica.
- Conheça a sua carga tóxica.
- Abra as vias de desintoxicação.
- Tire as toxinas do corpo.
- Tire as toxinas do cérebro.

Passei inúmeras horas estudando e aplicando técnicas diferentes de tratamento natural. Poucas coisas foram tão milagrosas para a vida das pessoas quanto a desintoxicação. Vivemos numa época muito tóxica, e o nosso balde de toxinas se enche com rapidez. Saber se desintoxicar adequadamente salva vidas.

As células não podem sarar se estiverem lotadas de toxinas. Se tentou de tudo para se curar e sente que nada dá certo, está na hora do detox. Garanto que milagres acontecem quando você remove essas substâncias do corpo. Você vai sarar melhor, se sentir melhor e funcionar com um nível de saúde mais alto do que acha possível.

CAPÍTULO 10

Acabe com a síndrome da mulher apressada

Alguns anos atrás, uma amiga e colega minha me recomendou um livro chamado *Rushing Woman's Syndrome* [A síndrome da mulher apressada, em tradução livre] de Libby Weaver. Quando ouvi o título do livro, pensei: "Uau, preciso mesmo ler isso!" Como eu era uma mulher realmente apressada, não arranjei tempo para a leitura. É bem irônico, não é?

Mas minha amiga não parava de me lembrar. Finalmente, comprei o livro e o levei comigo nas férias. Ela estava certíssima! O livro mudou a minha vida. Depois de ler as primeiras páginas, vi que a minha vida sobrecarregada exacerbava o declínio dos hormônios sexuais.

Quando mergulhei mais fundo no entendimento do estresse e dos seus efeitos nos hormônios sexuais, percebi que a minha vida ocupada e sobrecarregada mantinha o meu cérebro no estado de luta ou fuga. Quando achava que havia uma crise, o cérebro desligava a produção desses hormônios. Essa é a receita para o desastre para a mulher que passa pela menopausa. Percebi que o fato de eu ser uma mulher apressada e hábil não significa que seja bom para os meus hormônios eu continuar assim.

Durante semanas, contemplei essa ideia. Naquele momento, eu já tinha implementado várias mudanças que citei neste livro. Tinha criado um estilo de vida com jejum. Comia para ajudar meu ciclo (quando ele vinha). Já fizera várias desintoxicações profundas. E era diligente para alimentar o meu microbioma. Fazia todo o possível para minimizar a montanha-russa da menopausa que começou aos 40 e poucos anos. Estava dando certo para mim. Mas eu ainda sentia que faltava uma peça no meu quebra-cabeça hormonal. Ainda havia alguns picos de sintomas como insônia, irritabilidade e fogachos de vez em quando.

Será que a última peça do quebra-cabeça hormonal seria parar de me apressar? A única maneira de saber com certeza como a minha vida sobrecarregada me afetava seria com um exame hormonal DUTCH. Fiz o exame. E, claro, os meus hormônios sexuais estavam baixíssimos. Mais baixos do que numa mulher pós-menopausa, mas eu ainda não tinha passado um ano sem menstruar. Esse foi o meu toque de despertar. Percebi que a hierarquia hormonal era verdadeira. Se não começasse a lidar com a produção de cortisol, nunca estabilizaria os outros hormônios. Tracei uma linha na areia e decidi que o autocuidado viraria prioridade máxima para mim.

Os passos que dei para desfazer o estilo de vida de mulher apressada tiveram um impacto tão grande que hoje os recomendo para as mulheres que oriento presencialmente. Se você já sabe que precisa interromper a vida de mulher apressada que criou, recomendo também seguir as próximas etapas.

Agende as pausas

O primeiro passo que dei para aposentar a mulher apressada foi inserir pausas na agenda. Como a agenda estava lotada de atividades profissionais e familiares, procurei momentos que pudessem acomodar um tempo não programado mais espontâneo. O começo e o término do fim de semana continham possibilidades para desacelerar. Comecei com as tardes de sexta-feira e domingo. Nada era marcado nelas. Se eu fosse convidada para um evento social nesses períodos, a resposta seria não. Aquele era um tempo só meu, para eu fazer o que meu coração mandasse. Às vezes eu maratonava um seriado na Netflix; outras vezes, ia caminhar com o meu marido. Eu me dei permissão para fazer o que quisesse nesses períodos, sem culpa e sem pôr as necessidades dos outros na frente das minhas. Comecei a ansiar por esses momentos. Descobri que tinha muito mais alegria no resto da semana porque sabia que o descanso também estava agendado. Se já não fez isso por você, recomendo enfaticamente.

Priorize o autocuidado

O segundo passo dado para interromper a pressa foi identificar as atividades que eu adorava e que me faziam bem, mas eram deixadas de lado porque algo mais importante atrapalhava. Eu precisava priorizar essas atividades outra vez. Dois prazeres culpados que eu tinha eram as massagens e os tratamentos faciais. Em geral, a desculpa era a agenda estar cheia demais para encaixá-los. Quando tomei a decisão de me transformar em prioridade, larguei essas desculpas. Imediatamente pus na agenda uma massagem e um tratamento facial por mês. Disse a mim mesma que considerasse esses compromissos os mais importantes do mês inteiro. Nada passaria na frente. Prometi a mim mesma não cancelar.

Com essas duas etapas cumpridas, senti a minha alegria voltar. Passei a dormir melhor, relaxar com mais facilidade e apreciar muito mais as horas em que me apressava.

Adapte a sua programação de exercícios

A terceira coisa que eu precisava resolver na minha vida de mulher apressada era a programação de exercícios. Quando nova, fui atleta competitiva. Treinei o cérebro para continuar treinando, por mais dor que sentisse. Aprendi também a superar aquela voz que diz "não se exercite hoje, o seu corpo não está em condições". Decidi me sintonizar mais com o corpo e escutar o tipo de exercício que ele precisava. Em alguns dias, eu tinha vontade de sair para uma longa corrida. Em outros, só queria uma caminhada ao sol. Comecei a fazer menos treinos forçados e me acolhi mais com exercícios como ioga e Pilates.

Treine tirar férias

Não me entenda mal; ainda sou uma mulher apressada em recuperação. Embora tenha dado grandes passos para desacelerar, ainda preciso implementar mais. No ano passado, contei a uma boa amiga que é *coach* de vida que acrescentaria às etapas anteriores tirar mais férias. Um dos maiores desafios para desacelerar a mulher apressada é que amo a minha vida. Sei que não parece um desafio, mas, quando dizemos sim a todas as experiências empolgantes que nos chegam, logo ficamos correndo de uma à outra sem nunca ter tempo de apreciá-las.

Tirar mais férias foi difícil para mim. Sei que soa estranho, mas tenho muitas responsabilidades. A ideia de tirar folgas foi paralisadora. Onde eu as encaixaria? O que os pacientes fariam se eu não estivesse lá para ajudá-los? O trabalho não se acumularia? Eu voltaria para encontrar uma enorme lista de afazeres. A minha amiga me fez uma recomendação brilhante. "Treine tirar férias", disse ela. "Ponha na agenda e, se não estiver pronta no período marcado, transfira para outro dia. É só para se acostumar a ter férias na agenda. Comece por aí." Foi o que fiz. Embora ainda possa melhorar nesse quesito, no verão passado passei três semanas na Europa com a família e os amigos. Tenho consultório particular há mais de 23 anos, e essas foram as férias mais longas que tirei até agora. Progresso em vez de perfeição, não é?

Obtenha uma dose diária de ocitocina

Com todas as mudanças já mencionadas, eu sabia que ainda precisava fazer mais para impedir que o cortisol tomasse conta do meu corpo.

Voltei à hierarquia hormonal. A ocitocina influencia o cortisol. Como eu conseguiria uma dose diária de ocitocina? Isso me pôs no caminho da pesquisa. Que atividades eu implementaria para o meu corpo produzir mais ocitocina? Acontece que é divertido obter mais desse hormônio.

Algumas das minhas maneiras favoritas de secretar ocitocina são:

- Abraços
- Risadas
- Sair com amigos
- Acariciar um animal
- Atos aleatórios de gentileza
- Dar presentes
- Ioga
- Meditação
- Respirações profundas
- Massagem
- Ajustes quiropráticos
- Ouvir música
- Fazer sexo
- Conectar-se com os outros pelas mídias sociais

É fácil olhar essa lista e não acreditar no poder de cada uma dessas atividades nos seus hormônios. Sei que fiz isso antes de entender como a hierarquia hormonal funciona. Mas, quanto mais priorizava a ocitocina, melhor eu me sentia. Um modo de usar a ocitocina a meu favor foi para me ajudar a dormir. Descobri que algo simples como acariciar os meus cachorros por alguns minutos baixa o nível diário de cortisol o suficiente para que o corpo caia em sono profundo. Também descobri que procurar momentos para fazer a alguém um ato aleatório de gentileza tem um efeito profundo nos meus hormônios. Agora que entendo a enorme importância da ocitocina, é divertido abraçar as pessoas em vez de apertar a mão ou priorizar o tempo para me sentar e rir com as amigas. E essas atividades não são difíceis. Só é preciso lembrar: ocitocina em vez de cortisol. Diversão em vez de estresse, tudo em nome dos hormônios.

Demonstre amor pelas suprarrenais

A última peça para entender como a síndrome da mulher apressada afetava a jornada da menopausa me chegou quando participei de um seminário de endocrinologia funcional. O apresentador ressaltou que, quando começam a se desligar durante a menopausa, os ovários passam o serviço de produzir os hormônios sexuais às glândulas suprarrenais. Se elas estiverem desgastadas pela vida da mulher apressada, ficarão sem progesterona nem testosterona. Isso deixará a mulher se sentindo cansada e ansiosa, sem libido e sem motivação para se exercitar. O apresentador descreveu a minha jornada da menopausa nos mínimos detalhes. Depois, ele explicou que o precursor do cortisol, da progesterona e da testosterona era a DHEA. Para fazer o nível de testosterona voltar a subir, é preciso aumentar o estoque de DHEA.

Essa foi a peça final do quebra-cabeça hormonal. Eu não entendia por que, na jornada da menopausa, a minha testosterona tinha caído tanto. Voltei para casa naquela noite e, na mesma hora, examinei o meu exame DUTCH. Lá estava: o nível de DHEA estava baixíssimo. Comecei imediatamente a tomar suplementos de DHEA e, em semanas, senti que o nível de testosterona voltava a subir.

Conto essa história porque sei que muitas também levam essa vida de mulher apressada. Vejo isso nas minhas pacientes e na minha comunidade online. Tentamos muito emagrecer, dormir melhor, melhorar o humor. Mas nos sentimos emperradas. Se for o seu caso, está na hora de parar de se apressar. De uma mulher apressada para outra, você entendeu. Mesmo que sinta que não pode reduzir as responsabilidades da vida, siga as etapas explicadas no fim deste capítulo. Enquanto afrouxa a agenda e cria mais momentos de autocuidado, você verá os sintomas da menopausa mudarem.

O melhor lugar para começar a descontrair a vida apressada é por essas etapas. Reserve as pausas na agenda e as proteja como se fossem uma questão de vida ou morte. Traga de volta as atividades como pedicure e massagem que sumiram da agenda. Ponha nela mais férias. Encontre razões para obter mais picos de ocitocina durante o dia. Finalmente, se faz algum tempo que você não demonstra amor pelas suprarrenais, esta é uma boa hora. Algo tão fácil quanto suplementar com DHEA pode ajudá-lo a fazer isso.

A HISTÓRIA DE KATIE

Katie me procurou com quase 60 anos. É comum eu atender mulheres pós-menopausa cujos sintomas persistem. Com 57 anos, sentindo fadiga e névoa cerebral constantes, a sua glicemia era tão instável que Katie ficava sonolenta e dormia toda tarde. Ela achava que tinha uma vida saudável, mas alguma coisa faltava. Alguma parte do estilo de vida a impedia de melhorar. Fizemos uma consulta, e Katie ressaltou que estava disposta a dar um salto adiante na jornada da saúde. Queria levar a cura a um novo nível de prevenção e longevidade.

Primeiro, apresentei a Katie o estilo de vida cetobiótico com jejum intermitente. Ela sentiu uma mudança enorme e imediata na clareza mental. O corpo se otimizou e ela sentiu mais energia do que nunca. O nível de glicose no sangue também ficou fácil de controlar.

Um benefício que Katie descobriu com esse jeito novo de se alimentar foi a redução da ansiedade. Quando estava em cetose, sentia a calma chegar. Na juventude, Katie foi patinadora artística competitiva e, sem dúvida, era uma mulher apressada em recuperação. Toda a vida dela girava em torno do alto desempenho. Ela passou anos aprendendo ferramentas para reduzir a carga de estresse. A carreira atual é de *coach* de alto desempenho, e ela trabalha com CEOs e atletas de elite. Katie conhecia a importância de desacelerar a mulher apressada, mas acrescentar a cetobiótica a essa vida menos estressada levou a recuperação a outro nível. A mudança para a calma foi muito bem-vinda.

Observo muitas mulheres apressadas com dificuldade de reduzir a glicemia, mesmo com a cetobiótica e as ferramentas de jejum que ensino. O cortisol tem forte influência na insulina. O que aprendi quando orientei Katie foi que, quando já tem uma caixa de ferramentas incrível para controlar o estresse e acrescenta o estilo de vida cetobiótico com jejum, a pessoa desabrocha. Nunca vi ninguém obter resultado tão rápido quanto Katie com as cinco etapas da Reconfiguração da Menopausa. Grande parte disso se deve à mentalidade dela.

Com uma boa base de cetobiótica, jejum e atenção plena, apresentei a Katie o ciclo dos dias de aumentar hormônios. Embora já estivesse na pós-menopausa, ela ainda precisava comer para produzir um pouco de estrogênio e progesterona.

Ela adorou a flexibilidade que os dias de aumentar hormônios lhe davam. Adorou obter os benefícios da cetose e, ao mesmo tempo, apreciar dias cheios de frutas cítricas, batata-doce e feijão. Essa jornada de cura foi realmente incrível para ela.

Neste momento, com alguns anos pós-menopausa, o seu corpo está melhor do que nunca. Agora ela está pronta para a próxima camada de cura, e venho trabalhando com ela na criação de um plano para tratar a osteoporose. Ela é a primeira a pular no equipamento de *biohacking* do meu consultório. Os novos protocolos de tratamento incluem mais detox, câmaras hiperbáricas de oxigênio, sauna de infravermelho, terapia com luz vermelha e terapia magnética pulsada. Katie faz 60 este ano e, com todas as mudanças que adotou nos cinco anos anteriores, chegará a essa idade mais vibrante e saudável do que nunca.

Etapas para desacelerar a mulher apressada

- Agende as pausas.
- Priorize o autocuidado.
- Adapte a programação de exercícios.
- Treine tirar férias.
- Obtenha uma dose diária de ocitocina.
- Demonstre amor pelas suprarrenais.

Talvez você se pergunte por que pus essa lista como última etapa da Reconfiguração da Menopausa. Há uma razão específica. Para muitas mulheres com quem trabalho, essa pode ser a etapa mais difícil. Quero que você ganhe ímpeto com a sua saúde. Se começar mudando o que come e quando come, você sentirá mudanças imediatas. Então, passe a alimentar o seu microbioma e a se desintoxicar. Ainda mais mudanças virão. Se terminar a reforma do estilo de vida com a reconfiguração da mulher apressada, a saúde entrará nos trilhos e toda a trabalheira investida nas primeiras etapas levará você a um novo nível. Marcar pausas na agenda não terá o mesmo impacto nos seus hormônios se você não seguir as primeiras etapas. É a sinergia entre elas que cria a magia na vida. Estou empolgadíssima com você. Por favor, faça contato: me procure nas mídias sociais e conte o seu resultado. Nada me empolga mais do que uma mulher na menopausa que recupera a sua vida.

Agora que você tem uma base de mudanças no estilo de vida que causarão um impacto tremendo, mal posso esperar para lhe mostrar as novas ferramentas que descobri para manter você sempre jovem.

CAPÍTULO 11

Jovem para sempre

Tudo o que lhe ensinei até aqui é o que considero macetes de estilo de vida. Se quiser prosperar na jornada da menopausa, a aplicação desses princípios ajudará a levar a sua saúde a um nível que talvez você não saiba que consegue atingir.

Agora, quero lhe apresentar uma palavra que está recebendo muita atenção no comum: são atalhos para chegar ao resultado desejado, são naturais e trabalham com a inteligência do próprio corpo. O mundo do *biohacking* é incrivelmente fascinante. A cada dia surgem tantas ferramentas novas de *biohacking* que fica difícil acompanhá-las. Talvez o mais empolgante seja que, quanto mais ficam disponíveis ao público, menos dependentes ficamos de cirurgias e medicamentos. Isso é um incentivo e tanto!

Vivemos numa época interessante. Mais do que nunca, existe o desejo de desacelerar o processo de envelhecimento. Os *baby boomers* se recusam a envelhecer como os pais. O pessoal da geração X vê os pais enfrentarem demência, Alzheimer e artrite crônica mais cedo e dizem: "Comigo, não". As pessoas querem envelhecer de outra maneira.

Nesse mundo novo do *biohacking*, há tecnologias empolgantes (com uma quantidade imensa de pesquisa por trás) que ajudam as pessoas comuns a retardarem o processo de envelhecimento. Quando passamos pelos anos da menopausa, algumas dessas ferramentas podem ser úteis. As minhas favoritas para a mulher na menopausa são a terapia da luz vermelha, a sauna de infravermelho, as câmaras hiperbáricas de oxigênio, a terapia magnética pulsada, a terapia vibracional e o treinamento cerebral.

Antes de esmiuçar cada uma dessas incríveis ferramentas, uma palavra de cautela: o seu estilo de vida pode salvar ou condenar você. O *biohacking* não substitui o estilo de vida que prioriza a hierarquia hormonal. Por mais tentador que seja pular numa câmara hiperbárica de oxigênio para resolver os seus problemas de humor e memória, você ainda precisará resolver os hábitos diários. É a sinergia entre as ferramentas de *biohacking* e os macetes do estilo de vida que farão você prosperar nos anos da menopausa.

Dito isso, vou lhe apresentar alguns *biohacks* incríveis que retardam o processo de envelhecimento e ajudam os hormônios.

Terapia da luz vermelha

Quem fica o dia todo diante do computador em ambiente fechado iluminado por luzes fluorescentes recebe uma grande dose de luz azul. Algumas luzes azuis são prejudiciais para as células e as fazem envelhecer muito mais depressa. Isso é ainda mais verdadeiro nos tecidos mais expostos à luz azul, como a pele. Argh.

Mas nem toda luz é prejudicial. Há luzes curativas que revigoram as células e as ajudam a viver mais. A luz vermelha é uma delas. Você recebe luz vermelha naturalmente quando o sol nasce e se põe. Mas, se for como a maioria, você não corre para receber essa luz regularmente. É aí que a terapia da luz vermelha pode ajudar.

Fazer a luz vermelha incidir sobre diversas partes do corpo durante no mínimo dez minutos por dia pode causar um efeito profundo na produção de colágeno e no sistema hormonal e até reduzir a inflamação das articulações. Há muitas luzes vermelhas ótimas no mercado; a que usamos no consultório é da Joovv.

A pesquisa sobre essa luz vermelha curativa é profunda. Para as mulheres na menopausa, talvez o rejuvenescimento da pele pelo colágeno seja o resultado mais empolgante. Numerosos estudos mostram que a terapia da luz vermelha combate os sinais de envelhecimento da pele. Foi demonstrado que tanto a luz vermelha quanto a quase infravermelha aumentam o colágeno, suavizam as rugas, melhoram o tônus da pele e dão uma aparência geral mais jovem.[11]

Está se comprovando também que a terapia da luz vermelha afeta as glândulas endócrinas (especificamente, a tiroide). Um estudo randomizado com 43 pacientes realizado durante três anos no Brasil provou que os participantes que receberam essa terapia precisaram de menos medicação do que o normal. Muitos tiveram redução dos anticorpos tiroidianos.[12]

Saunas de infravermelho

As saunas de infravermelho são uma ferramenta incrível para desintoxicar, emagrecer e rejuvenescer a pele. Quando você passa pela menopausa, a sua carga tóxica se revela. Isso pode fazer você engordar com mais rapidez do que nunca. As saunas de infravermelho são uma ótima ferramenta para remover naturalmente essas toxinas.

Pense na luz infravermelha como uma febre. Ela aquece as células de dentro para fora. Esse calor incentiva as células a liberarem as toxinas que contiverem. Lembra-se daqueles receptores bloqueados pelas toxinas? As saunas de infravermelho são uma ferramenta que desobstrui esses receptores e faz os hormônios voltarem a funcionar.

Elas também são usadas para reparar o envelhecimento da pele. Um estudo publicado na revista *The Journal of Cosmetic and Laser Therapy* mostrou melhora significativa da aparência da pele depois de apenas doze semanas de terapia com a sauna de tecnologia quase infravermelha. Os pacientes perceberam redução de rugas e pés-de-galinha e melhora geral do tônus da pele, como maciez, lisura, elasticidade, clareza e firmeza.[13]

Finalmente, usamos muito a sauna de infravermelho na clínica com quem passa pelos programas de detox de metais pesados. De acordo com Dietrich Klinghardt, especialista em detox, o infravermelho mobiliza o mercúrio dos tecidos mais profundos e é uma solução eficaz para removê-lo da pele. Acredita-se que as saunas de infravermelho longo sejam mais eficazes para remover as toxinas através da pele do que as saunas tradicionais porque naquelas somente 80% a 85% do suor é água, e a parte não aquosa se compõe de colesterol, toxinas solúveis em gordura, metais pesados tóxicos, ácido sulfúrico, sódio, amônia e ácido úrico.[14]

Câmara hiperbárica de oxigênio

Essa é a minha máquina de Benjamin Button. Lembra-se do filme? Brad Pitt representa um personagem que envelhece ao contrário. É como me sinto quando entro regularmente na câmara de oxigênio da minha clínica.

Quando envelhecemos, as células ficam saturadas de oxigênio. Fica difícil levar mais oxigênio para dentro delas, mesmo com exercícios de alta intensidade. Mas precisamos de oxigênio. Ele cura as mitocôndrias da célula que produzem ATP para nos dar energia. A única maneira de pôr oxigênio dentro dessas células envelhecidas é com a compressão. É como pôr gás carbônico na garrafa de refrigerante. A câmara de oxigênio faz exatamente isso: comprime o oxigênio para entrar nas células e criar um efeito curativo.

Embora já seja usado na recuperação muscular e no desempenho atlético, o oxigênio hiperbárico causa mudanças drásticas da saúde cerebral. O cérebro é a parte do corpo que mais requer oxigênio. Quando alguém que sofreu vários traumas cerebrais ou tem perda de memória ligada à idade é colocado na câmara de oxigênio, o efeito é milagroso. O cérebro se cura com o oxigênio.

A pesquisa sobre a terapia hiperbárica também é impressionante. Foi comprovado que os tratamentos hiberbáricos com oxigênio estimulam a angiogênese, ou seja, o surgimento de novos vasos sanguíneos no tecido, e que provocam a liberação no sistema circulatório de células-tronco da medula óssea.[15] As câmaras hiperbáricas de oxigênio também eliminam inflamações.[16] As câmaras que usamos no consultório são da HBOT.

Terapia magnética pulsada

Sabe quando a bateria do celular se esvazia e precisa ser recarregada? Pois novas pesquisas provam que o mesmo acontece com as células do corpo. Só que acontece em questão de anos, não de poucos dias. Chamamos esse efeito de envelhecimento e sentimos que estamos desacelerando, mas a verdade é que as células do corpo deveriam nos manter pujantes até bem depois dos 100 anos. Elas não precisam se desacelerar aos 50.

Nossas células têm muitos requisitos, e um deles é a energia eletromagnética. Recebemos energia eletromagnética da terra. Já notou que sente mais paz e calma quando fica algum tempo na natureza? Isso acontece porque você recebeu uma boa dose da energia eletromagnética da terra, que carregou as suas células.

No mundo de hoje, as células são atacadas por toxinas, má nutrição, gorduras inflamatórias, a luz azul dos celulares e os campos eletromagnéticos prejudiciais do Wi-Fi que perpassam lares e escritórios. Tudo isso danifica as células e as faz perder força.

É aí que as frequências eletromagnéticas pulsadas ou a terapia magnética pulsada entra em cena. Gosto de pensar nela como equivalente ao carregador do celular, só que para o corpo. Quando se senta numa cadeira de terapia magnética pulsada, você recarrega as suas células. Essa carga a mais dá ao corpo a energia necessária para se recuperar de dor crônica, fadiga crônica e até depressão.

De acordo com pesquisas da Universidade de Medicina de Yale desde 1932, a redução da energia elétrica do corpo é a raiz da perda da saúde. A terapia magnética pulsada oferece ao corpo essa energia que falta para que se regenere naturalmente. Isso já é bem empolgante, mas a FDA também aprovou os aparelhos de terapia magnética pulsada para o crescimento ósseo. Eles são úteis para a mulher na menopausa que enfrenta osteoporose ou fraturas.[17]

Há muitos produtos para essa terapia no mercado. O que usamos no consultório é um leito terapêutico de nível profissional chamado PULSE Bed.

Terapia vibracional

Já notou que, com a idade, é preciso se esforçar muito para manter os músculos? Pois vou lhe apresentar a terapia vibracional. É uma ferramenta incrível para a mulher que passa pela menopausa. Essa terapia existe há algum tempo e é provável que na sua academia exista uma placa vibracional sem que você saiba.

Há duas razões para eu adorar a terapia vibracional. Primeira: quando sobe na placa vibracional, você precisa usar centenas de músculos a mais do que usaria para ficar em pé no chão firme. Por isso, os treinadores a adoram. Se fizer um agachamento na placa vibracional, você forçará mais músculos a trabalharem com menos esforço seu. Usamos placas vibracionais no consultório o tempo todo para treinar os músculos posturais para as pessoas não ficarem com aquela postura arredondada, com a cabeça espichada para frente, que vem com a idade ou com o uso crônico de celulares.

A segunda razão para eu adorar essa terapia é porque ela força os ossos a ficarem mais fortes. A terapia vibracional estimula os ossos a manter o cálcio e o fósforo. Isso melhora o perfil geral de densidade óssea. Já se comprovou também que a vibração de corpo inteiro aumenta o nível de testosterona e hormônio do crescimento no plasma sanguíneo de mulheres na menopausa e previne a sarcopenia e a osteoporose.[18]

Treinamento cerebral

Deixei para o final as minhas duas ferramentas favoritas de *biohacking*. Lembra-se de que o cérebro da mulher apressada opera no estado de luta ou fuga? No consultório, notei que, às vezes, a paciente fica presa nesse modo de luta ou fuga e não consegue tirar o cérebro do circuito fechado do estresse. É exatamente aí que o *biohacking* entra em cena.

Quando fica preso no modo constante de estresse, o cérebro funciona a partir de uma área central chamada amígdala. O trabalho da amígdala é manter você em segurança, e ela está sempre atenta às crises. Para quem se tranca nessa parte do cérebro, basta um pequeno estressor na vida para gerar uma reação imensa. Pessoas demais funcionam nessa parte do cérebro o tempo todo.

É melhor funcionar a partir de outra parte do cérebro, o córtex pré-frontal. É ele que nos ajuda a ver esperança e possiblidades. Quando operamos a partir do córtex pré-frontal, podemos estabelecer uma meta e entender as etapas e o tempo necessários para atingi-la. Ele é o centro do funcionamento executivo.

É aqui que a situação fica interessantíssima: não podemos pensar ao mesmo tempo com a amígdala e com o córtex pré-frontal. O cérebro funciona a partir da esperança ou do medo. Você tem de escolher onde quer operar. O difícil é que, se sofreu muitos traumas na vida ou tem uma vida cheia de estresse, você pode estar presa no medo.

Meus dois *biohacks* cerebrais favoritos podem ajudar. O primeiro é o ajuste quiropráxico. A quiropraxia existe há mais de cem anos. A abordagem não é nova, mas a nossa compreensão de como ela muda o cérebro é. A quiropraxia foi desenvolvida por D. D. Palmer, curador biomagnético que entendia como a energia se move pelo corpo. Ele foi um dos primeiros a ensinar que a raiz de todas as doenças era a redução do fluxo nervoso causada por traumas, toxinas e pensamentos negativos. Quanto maior o estresse químico, físico e emocional, mais doente o corpo ficará. Ele foi o primeiro a descobrir que, quando se ajusta a coluna, o sistema nervoso é ativado e cria uma reação curativa no corpo. Durante anos, as pessoas foram aos quiropratas para acelerar a cura e prevenir doenças.

Recentemente, a pesquisadora Heidi Havvik descobriu que um ajuste quiroprático pode tirar o cérebro imediatamente do modo de luta ou fuga e transferir a atividade para o córtex pré-frontal. A pesquisa dela provou que obtemos 30% mais fluxo sanguíneo no córtex pré-frontal depois de um ajuste quiroprático.[19] Isso é utilíssimo para a mulher na menopausa presa na luta ou fuga.

A segunda ferramenta de *biohacking* que usamos no consultório para retreinar o cérebro se chama BrainTap®. Essa tecnologia foi criada por Patrick Porter, autor de *Awaken the Genius* [Desperte o gênio, em tradução livre]. O seu fone BrainTap usa quatro elementos básicos para induzir o treinamento do cérebro: ritmos binaurais, visualização guiada, música holográfica de dez ciclos e tons isocrônicos. A eficácia desses elementos é respaldada por uma quantidade tremenda de ciência. Os meus pacientes gostam de chamar esse *biohack* de “meditação forçada”. Treinar o cérebro para trabalhar de maneira mais equilibrada exige anos. Como exercita as partes do cérebro que você não usa quando está preso na luta ou fuga, o BrainTap pode mudar a sua reação ao estresse em questão de semanas.

Trouxe essa ferramenta para a clínica porque queria dar aos pacientes outra maneira de lidar com a vida estressante. O resultado obtido com o BrainTap me impressionou. As crianças se concentram melhor na escola, as mães estressadas notam que não reagem com tanta rapidez aos estressores e pacientes que sofriam com insônia finalmente adormecem com facilidade. Ele foi um acréscimo incrível ao nosso centro de *biohacking*. Muitos pacientes gostaram tanto do BrainTap que compraram um deles para usar em casa.

Fiquei tão impressionada com o modo como os *biohacks* acima aceleram o processo de cura e ajudam a mulher na menopausa que criei um consultório inteiro em torno dessas ferramentas. Nós o chamamos de *Reset Room*, a sala da reconfiguração aonde as pessoas vão para recarregar o corpo e reconfigurar os estressores que a vida lhes traz. Foi realmente incrível assistir ao resultado obtido com as ferramentas da nossa *Reset Room*.

Etapas para ser sempre jovem

- Primeiro, implemente os macetes de estilo de vida dos capítulos anteriores.
- Identifique os *biohacks* de que você precisa.
- Consulte um quiroprata.
- Encontre um centro de *biohacking* perto de você ou compre o equipamento para usar em casa.

Pela primeira vez na história humana, as pessoas se recusam a envelhecer. Grande parte desse movimento anti-idade vem da geração dos *Baby Boomers*. Eles não querem envelhecer como os pais. Estão despertando para a ideia da medicina preventiva. Um dos principais problemas de saúde que querem prevenir é o envelhecimento. Isso forçou a criação de pesquisas e a demanda das novas tecnologias hoje chamadas de *biohacking*. Esta é uma época empolgante para se envolver com esse movimento. Os milagres que vemos no consultório com apenas luz vermelha, câmaras de oxigênio e terapia magnética pulsada são estonteantes. Se você acha que terá de envelhecer como os seus pais, pense outra vez. Os princípios que ensinei neste livro, misturados ao resultado que muitos desses *biohacks* podem lhe dar, sem dúvida manterão você jovem para sempre.

CAPÍTULO 12

Passe de sobreviver a prosperar

Neste momento, provavelmente você está num dos dois campos seguintes. O primeiro é o dos sobrecarregados. Se não sabe por onde começar, entendo. Aguente firme. Este capítulo contém etapas robustas para você começar a criar um estilo de vida que dê certo. Alternativamente, você pode estar no segundo campo: fez muito do que mostrei aqui, mas descobriu mais algumas peças para encaixar. Se for o caso, incentivo você a se esforçar para descobrir o que fazer para levar a saúde a um nível mais alto.

Olhe a sua saúde como um quebra-cabeça. Cada um tem um quebra-cabeça de tamanho diferente. Alguns têm de resolver um de 250 peças, outros um de mil peças. Seja como for, quero que você seja paciente. Exatamente como na solução de quebra-cabeças grandes, você pode começar separando as peças das bordas, depois por cor, depois construindo a borda e, finalmente, mergulhando no centro do quebra-cabeça. É a mesma abordagem que quero que você adote com a sua saúde.

Comecemos com as peças das bordas. Volte e releia os capítulos. Em qual você acha que precisa trabalhar mais? Comece por esse capítulo e essa mudança de estilo de vida. Vá ao fundo do capítulo e trabalhe com as etapas.

Amy, uma boa amiga, estava na pós-menopausa e queria incorporar o jejum ao seu regime de saúde. Quando menina, ela teve um transtorno alimentar, e temia o que o jejum faria com a sua mentalidade. Mas queria experimentar. Eu a fiz seguir as etapas ensinadas no capítulo do jejum. Ela começou pela primeira: adiar uma hora o café da manhã. Quando se sentiu à vontade com isso, tentou ficar treze horas por dia sem comer. Foi difícil, e ela se concentrou nessa etapa até ficar mais fácil. Em um mês, ela se acostumou e ficou pronta para jejuar mais tempo. Antes que percebesse, ela estava fazendo com facilidade o jejum de jantar a jantar e adorando. Se você for nova no jejum, siga as mesmas etapas de Amy.

Quando dominar as etapas do primeiro capítulo com que escolheu trabalhar, passe para outro capítulo e trabalhe aquelas etapas na ordem. Foi exatamente o que Amy fez. Ela ficou tão fã do jejum que quis saber mais. Sentia-se tão bem que queria chegar ao próximo nível. Para ela, esse próximo nível foram as etapas do capítulo 7. Por ser viciada em açúcar, ela sabia que essa nova mudança do estilo de vida seria difícil. Mas ela seguiu o caminho que lhe mostrei: primeiro, removeu os carboidratos refinados. Depois, começou a contar os macronutrientes: carboidratos e proteínas. Em seguida, limpou a qualidade dos alimentos e acrescentou mais gorduras boas. Cada etapa exigiu tempo para ela se adaptar e se ajustar. Cada etapa trazia um novo desafio, mas também um novo nível de saúde. Cada etapa a motivava a fazer mais. Depois que o estilo de vida com jejum se estabeleceu com firmeza e a carga de carboidrato se reduziu, ela chegou ao peso ideal, ficou cheia de energia e pronta para iniciar a desintoxicação. Essa é a abordagem perfeita das recomendações que faço neste livro para melhorar o estilo de vida. Vá passo a passo; de repente, você ama o corpo em que vive.

Percebo que talvez você queira resultados acima da média e resolva fazer mais de uma mudança de estilo de vida. Entendo. Isso também dá certo. É fácil combinar as etapas de dois ou três capítulos. É o que faço quando trabalho presencialmente com uma paciente. Vemos quantas mudanças ela quer fazer, quais são as suas metas e quais seriam as exigências da vida para criarmos etapas que a preparem para o sucesso.

Uma lição que as mídias sociais me ensinaram é que os princípios que transmito aqui são tão eficazes e revigorantes que você vai querer saber o máximo possível para aplicá-los à sua vida. Isso significa que, provavelmente, terá dúvidas enquanto avança pelas etapas. Toda semana, as minhas páginas no YouTube, no Instagram e no Facebook recebem milhares de perguntas da comunidade.

Escrevi este livro para salvar vidas. O processo de cinco etapas de Reconfiguração da Menopausa levará você da via de criação de doenças para a via de criação da saúde. Se a abordagem em etapas autoguiadas não funcionar com você, tenho recursos que podem facilitar um pouco a jornada. Mantenho uma comunidade online de pessoas que trabalham com esses princípios. Sinta-se à vontade para vir comigo em qualquer um desses programas. Há três programas disponíveis pela internet: o *Resetter Collaborative*, a *Reset Academy* e as desintoxicações em grupo. O *Resetter Collaborative* é o meu grupo no Facebook que jejua junto uma vez por mês; a *Reset Academy* é o meu grupo online para membros em que ensino variações do jejum, variações da dieta e reparo do microbioma; e é no programa de detox em grupo que oriento os integrantes durante um detox que tira os carcinógenos e as neurotoxinas do corpo. Escolha qual lhe parece melhor.

A HISTÓRIA DE LISA

Com 45 anos, a saúde de Lisa estava numa espiral descendente. Ela vivia exausta, não dormia, estava perdendo a memória e se sentia muito ansiosa. Nada a relaxava. Até o menor estressor lhe provocava um ataque de pânico. Lisa tinha filhos incríveis, um marido amoroso e uma vida que amava. A ansiedade não fazia sentido para ela. Como sabia que precisava fazer algo diferente, ela entrou em contato comigo em busca de ajuda.

Personalizei o processo da Reconfiguração da Menopausa. Passei vários meses trabalhando com ela para criar o estilo de vida com jejum que se encaixasse nos seus horários. Os fins de semana eram cheios de eventos esportivos dos filhos, e o jejum se tornou uma ferramenta valiosa para ela nesses dias longos. Eu a ensinei a entrar em cetose, o que lhe deu uma quantidade imensa de energia e clareza mental e a ajudou a perder aqueles últimos dez quilinhos de que havia anos ela tentava se livrar. Ela testou a carga tóxica e fez várias desintoxicações personalizadas comigo que lhe trouxeram mais calma e puseram o sono de volta nos trilhos. Um ano depois da primeira consulta, Lisa era uma versão mais vibrante, calma e feliz de si mesma. Ela pegou as ferramentas que lhe ensinei e criou para si um estilo de vida que a fez desabrochar na menopausa. Hoje, Lisa tem 50 anos e, outro dia, me disse que está oficialmente há um ano sem menstruar. No meu consultório, falando de como se sentia, ela refletiu sobre a jornada da menopausa e disse: "Sabe, passar pela menopausa não foi tão ruim para mim". Esse foi um momento lindo para nós duas, porque Lisa percebeu que, depois de corrigir o rumo da vida aos 45 anos, ela não passou pela turbulência que a menopausa provoca em muitas mulheres.

Etapas para juntar tudo

- Escolha a mudança de estilo de vida com que você mais precisa trabalhar.
- Implante as etapas dessa mudança de estilo de vida na ordem que expliquei.
- Quando dominar uma mudança de estilo de vida, siga para o próximo capítulo que lhe chamou a atenção.
- Implante as etapas desse capítulo e assim por diante.
- Se precisar de mais estrutura ou apoio de uma comunidade, entre no *Resetter Collaborative* e/ou na *Reset Academy*.
- Faça mais exames ou uma consulta de saúde para personalizar a abordagem.

Se ainda se sentir perdida, por favor, entre em contato. Tenho uma equipe incrível de pessoas atenciosas para apoiar você e lhe indicar a direção certa. Pode ser que você precise de mais exames para entender melhor o seu corpo, ou talvez de uma consulta presencial para descobrir as peças que faltam no quebra-cabeça da sua saúde. Não importa onde você esteja na jornada da saúde; saiba que você pode sarar.

Enquanto eu avançava pelos 40 anos, muitos desequilíbrios se revelaram. Levei a década quase toda para descobrir o que acabei de explicar a vocês neste livro. Muitíssimas mulheres enfrentam dificuldades na menopausa e recebem poucas respostas. Você pode resolver muitos sintomas com mudanças de estilo de vida, mas não precisa levar dez anos. Quero que você se sinta melhor agora.

Quer você trabalhe com as etapas de cada capítulo, quer participe de um dos meus programas, saiba que estou torcendo por você. A menopausa é uma época incrível para corrigir o rumo da vida. Veja os seus sintomas como gritos de socorro. Quando você entender como abordar os seus sintomas com mudanças de estilo de vida, esses gritos vão parar. O mais importante é que você se sentirá no controle outra vez.

CAPÍTULO 13

Você é mais poderosa do que lhe ensinaram

Ufa! Você chegou ao fim. Espero que a jornada que levei você a fazer neste livro a empolgue e lhe dê esperança outra vez. Gostaria que você pudesse estar onde estou para ver as milhares de histórias de sucesso de mulheres que reconfiguraram os sintomas da menopausa seguindo as cinco etapas que lhe mostrei. Lembre-se de que cada capítulo contém uma camada de cura diferente para você.

Caso você se perca no caminho da menopausa, volte aos capítulos 4 e 5, onde ensinei a hierarquia hormonal e que hormônios afetam os seus sintomas. Se você tem dificuldades com peso, energia, fogachos ou clareza mental, releia os capítulos 6, 7 e 8 e comece a criar para você um estilo de vida cetobiótico com jejum.

Cansada de não dormir? O cabelo está caindo? Sente que a memória não é mais como já foi? Então volte ao capítulo 9 e se familiarize com as toxinas do seu ambiente que podem estar desestabilizando os seus hormônios. Finalmente, se parece que a glicemia não cai ou se você sente que faz todo o possível para que os sintomas desapareçam, mas nada dá certo, releia o capítulo 10. Talvez esteja na hora de desacelerar a mulher apressada.

Enquanto trabalha nesse processo de cinco etapas, não esqueça que o corpo milagroso em que você nasceu vem pré-programado para se curar. O corpo é muito mais poderoso do que lhe ensinaram. Sei que as dificuldades enfrentadas por você não parecem milagrosas, mas garanto que, nessa viagem louca da menopausa, há uma oportunidade incrível de sarar.

A menopausa é um espelho. Os sintomas que estão encarando você de frente são dádivas que o seu corpo lhe pede para resolver. A minha mais profunda esperança é que você não vilanize os sintomas, mas os abrace. Eles não acontecem a você, mas para você.

Meu coração se aperta com a saúde do mundo de hoje. Mas ninguém é mais vulnerável do que a mulher que passa pela menopausa. Os hormônios são protetores. Quando perde essa proteção e chega aos anos pós-menopausa, você se expõe a doenças de todos os tipos. Osteoporose, cânceres hormonais, doença cardiovascular, artrite, demência, Alzheimer e diabetes são mais comuns nos anos pós-menopausa. Na transição da perimenopausa para a pós-menopausa, você tem uma oportunidade: pode mudar a direção da sua saúde. Implementar as mudanças de estilo de vida que expliquei vai lhe dar o controle. A doença crônica não acontece da noite para o dia. São necessários anos de mau estilo de vida para as células cancerosas se desenvolverem. Quando você se sintoniza e dá ouvidos às necessidades do corpo, a doença para de aumentar.

Não importa o diagnóstico que você recebeu, a que toxinas se expôs nem quantos médicos lhe deram um mau prognóstico; o seu corpo quer se curar. Ele está pronto para esse momento. Quer trabalhar com você, não contra você. Há uma inteligência poderosa dentro de você que sabe o que fazer. Se aplicar as cinco etapas que mostrei neste livro, você verá que o seu corpo nasceu para ser muito poderoso.

Agora você tem as ferramentas para prosperar nos anos da menopausa. Se sentir que está perdendo o rumo, volte às páginas deste livro.

Releia os capítulos que explicam os hormônios. Lembre-se da hierarquia hormonal e de que, quando equilibrar o cortisol e a insulina, você terá mais sucesso no equilíbrio do estrogênio, da progesterona e da testosterona. Se você se perder e se sentir dominada pelos seus sintomas, volte às cinco etapas que formam a Reconfiguração da Menopausa. Olhe essas etapas como um mapa para você encontrar o seu caminho.

Vejo a cura acontecer todo dia no meu consultório. Mulheres que estavam emperradas na tentativa de emagrecer, que tomam vários medicamentos ou que vêm perdendo a memória, com noites insones e fadiga crônica, finalmente conseguiram dar meia-volta na saúde. E não foi devido a uma cirurgia ou pílula mágica. A saúde delas deu meia-volta porque elas decidiram acreditar novamente em si mesmas. Aprendem a criar um estilo de vida com jejum. Aplicam os princípios da dieta cetogênica. Comem para ajudar o ciclo quando ele aparece. Começam a cuidar do estroboloma. Fazem detox. Acabam com a pressa. Elas se dedicam a trabalhar a favor do corpo, não contra ele, e os milagres acontecem. O corpo sara.

O meu momento favorito é quando uma paciente diz: "Sabe, isso funciona". Sim, funciona porque o seu corpo foi projetado para funcionar. Só que nunca lhe ensinaram como tratá-lo.

A menopausa é uma oportunidade de acreditar em si mesma e voltar a se tornar prioridade. Muitas dedicaram as últimas décadas à família, à carreira ou à necessidade de todos os que estão em volta. Agora, dedique essa nova fase da vida a você.

A doença acontece quando estamos desconectadas do nosso corpo. Isso é fácil de fazer. Vivemos num mundo mais concentrado nas experiências externas. Ignoramos o que nos acontece internamente. Não desaceleramos o suficiente para ouvir o que o corpo nos diz. Às vezes, só continuamos avançando mesmo com sintomas, sem nunca parar para escutá-los. Mas, quando resolve avaliar o que está acontecendo com o corpo durante a menopausa, você se assombra. Um órgão importante seu que prestou um bom serviço está desacelerando. Ele já cumpriu a sua tarefa. Há algo simbólico e milagroso nesse processo.

Eu me lembro da manhã em que me sentei para meditar depois de lidar com alguns dias hormonais muito difíceis. Estava exausta com os altos e baixos da jornada. Francamente, não me sentia iluminada naquela manhã. Estava zangada com o meu corpo. Queria que a loucura da menopausa acabasse. Quando me sentei em silêncio, o seguinte pensamento me veio: "Não se zangue com os seus ovários; eles a ajudaram a fazer dois filhos lindos". Naquele momento, me ocorreu que essa parte incrível do corpo teve uma participação magistral para me trazer duas das maiores fontes de alegria na vida: os meus filhos. Todo mês, os ovários vieram me apoiar. Tinham um propósito do qual me beneficiei muito. Estava na hora de se aposentarem. Quando passei o foco da raiva para o assombro, senti apenas uma profunda gratidão por esses órgãos milagrosos. Comecei a ver os meus sintomas da menopausa como a mensagem de um velho amigo.

A nossa sociedade tem uma abordagem clínica dessa época da vida. Os sintomas são considerados inconveniências que precisamos eliminar. Se é que aprendi alguma coisa com a minha jornada da menopausa, foi a respeitar esses sintomas e a experiência do meu corpo. Como mulheres, somos muito abençoadas de viver num corpo que teve uma sinfonia hormonal executada mês após mês.

Não se consegue curar um corpo que odiamos. Ao passar para a próxima fase da vida, tome a decisão de passar também para a gratidão e o amor. Homenageie a sabedoria desse corpo com o qual você foi abençoada. Quando parte de um lugar de amor e apreciação e combina isso à criação de um estilo de vida que funciona a seu favor e não contra, você prospera.

Do fundo do coração, espero que este livro ajude. Acredito em você. Sei que a próxima fase da sua vida pode ser a melhor de todas. Não desista. Estou torcendo por você.

CAPÍTULO-BÔNUS

Sono sem esforço

Se você me perguntasse qual era o meu passatempo favorito quando eu tinha 20 anos, eu responderia "dormir". Adormecer, ficar dormindo, dormir em viagens — é só falar, dormir era um hábito de saúde que não exigia esforço e de que eu gostava muito. Quando cheguei aos 30 anos e estava aprendendo a equilibrar maternidade e carreira, descobri o poder do cochilo de vinte minutos. Naquela época, entre as demandas do consultório e os deveres incessantes de mãe, meus dias estavam em aceleração constante. O cochilo rápido se tornou o meu antídoto preferido à vida da mulher apressada. Nos dias de agenda cheia, aprendi que conseguia me rejuvenescer com doses curtas de sono, e inseri cochilos de vinte minutos na hora do almoço em que adormecia logo e despertava repousada e pronta para a segunda metade do dia.

Então cheguei aos 40, e o meu relacionamento com o sono mudou drasticamente. A primeira grande alteração que notei foi que não conseguia mais dormir a noite toda. As duas da manhã se tornaram a minha hora da bruxa. Em vez de voltar a dormir sem esforço como fazia antes, ficava horas me virando na cama enquanto o cérebro se hiperconcentrava em resolver problemas. Nessas primeiras horas da manhã, a mente parecia um cachorro louco roendo um osso. O ciclo obsessivo dos meus pensamentos me deixava horas acordada. Então me transformei numa pessoa com um sono incrivelmente leve. Os ruídos da família, o marido que se deitava tarde e até o vento fora da janela me faziam despertar do estado sonhador. A dificuldade de me manter dormindo acabou se transformando em dificuldade para adormecer. Não conseguia mais pôr a cabeça no travesseiro e dormir facilmente. Em vez disso, passava horas me virando na cama até o corpo e a mente desistirem e me permitirem adormecer. Era um inferno. Nunca, nem nos sonhos mais loucos, imaginei que algo que passei anos fazendo sem esforço se tornaria tão difícil.

Bem quando achei que as dificuldades do sono não poderiam piorar, vieram os suores noturnos. A dificuldade para adormecer, os pequenos ruídos que me despertavam e os fogachos noturnos me transformaram em insone. Não conseguia repousar. Descobrir como fazer o meu corpo privado de hormônios encontrar o ritmo com uma boa noite de sono se tornou uma obsessão. Com a bem-aventurança do sono transformada em tarefa árdua, decidi encontrar novas ferramentas que me permitissem dormir de forma repousante e restauradora. O meu padrão frenético de sono me lançou numa década de busca para descobrir do que o corpo precisa na menopausa para ter uma noite de sono constante.

Neste capítulo, vou dividir com você o que descobri. Há algumas ferramentas revolucionárias para dormir que você precisa conhecer quando entra nos anos da menopausa. Além de funcionarem incrivelmente bem comigo, elas deram certo sem problemas para as milhares de mulheres da minha comunidade. Enquanto lhe mostro essas ferramentas, quero que se lembre de que a insônia é um daqueles problemas que exigem uma caixa de ferramentas maior do que os outros sintomas da menopausa. Numa noite você pega uma ferramenta e ela funciona como um passe de mágica; em outra, ela não faz o mesmo efeito. Tudo bem. Não desista da ferramenta. Ao contrário das outras cinco mudanças de estilo de vida que lhe expliquei neste livro, as ferramentas do sono são muito dinâmicas. Você não vai usar todas ao mesmo tempo. Em algumas noites, usará uma só; em outras, usará todas. O sono é um daqueles hábitos de saúde que não podemos forçar. Assim como os hormônios têm o seu fluxo rítmico, pense que essas ferramentas também têm um ritmo natural.

Para você entender melhor quando usar as ferramentas do sono, eu as dividi em três categorias: fundamentais, enfaticamente incentivadas e lindos acessórios. Antes de mergulhar nos detalhes dessas três categorias, quero mostrar por que a menopausa lança esses petardos no nosso sono. Saber por que a insônia aparece durante os anos da menopausa ajudará a entender qual das ferramentas do sono funcionará melhor com você.

Por que as mulheres na menopausa têm dificuldade para dormir?

Assim como o emagrecimento, o sono depende dos hormônios. Cinco hormônios afetam o sono: cortisol, melatonina, insulina, estrogênio e progesterona.

Comecemos com os hormônios sexuais: estrogênio e progesterona. Acontece que essas lindas substâncias neuroquímicas foram fundamentais para lhe dar apoio e uma boa noite de sono. Quando elas começam a declinar, o simples ato de adormecer e se manter dormindo muda drasticamente. Uma das qualidades mais espetaculares da progesterona é ativar os receptores de GABA no cérebro que permitem o relaxamento do corpo e da mente. Sem progesterona, o seu nível de GABA pode despencar e deixar você inquieta, com dificuldade para dormir. Em geral, o declínio de GABA e progesterona que acompanha a menopausa é como se você tomasse várias xícaras de café. Quando se deita você está cansada, mas, assim que a cabeça bate no travesseiro, sente-se ligada e incapaz de relaxar. É a perda de GABA e progesterona. Quando passar pela seção de Lindos Acessórios, vou lhe dar muitas ferramentas para elevar o GABA e permitir que você se adapte sem esforço à baixa progesterona que vivenciamos depois dos 40 anos.

A perda de estrogênio é a culpada pelos suores noturnos e fogachos (ou calores). Nos anos da menopausa, o estrogênio oscila drasticamente, e passa de força total num dia para despencar no dia seguinte. Essa montanha-russa do estrogênio é comuníssima na primeira parte dos anos da menopausa. Num dia você acha que o estrogênio é o seu melhor amigo e lhe dá grande clareza mental, capacidade de multitarefa, cognição superafiada, pele lisa e sem rugas, um cabelo cheio e saudável. No dia seguinte, você se sente no extremo oposto. O foco mental some, a pele e as membranas mucosas ressecam e os estressores da vida parecem deixar o cérebro em estado de luta ou fuga. São essas mudanças drásticas do estrogênio que causam os fogachos, principalmente à noite. O declínio acentuado do estrogênio diz ao hipotálamo para ligar a calefação. Numa única noite, os altos e baixos do estrogênio podem ser tão extremos que você fica várias vezes encharcada. Se for o seu caso, preste muita atenção às ferramentas fundamentais que explico, porque estabilizar as variações do estrogênio pode ser fácil com algumas mudanças simples do estilo de vida.

Embora a melatonina seja muito chamada de hormônio do sono, fazer o corpo produzir melatonina não é tão fácil quanto se pensa. Há muitos aspectos da saúde que contribuem para a produção de melatonina, mas talvez o gatilho mais surpreendente seja a exposição à luz do sol. A melatonina depende da luz. Ela surge quando os olhos registram tipos de luz diferentes. O nascer e o pôr do sol têm mais luz vermelha do que as outras horas do dia. Esses são os dois momentos com mais influência na melatonina. Pela manhã, quando o sol está nascendo, os tons vermelhos que enchem o céu dizem ao corpo para deixar de produzir melatonina. Pela manhã, a melatonina leva algumas horas até entrar em recesso. À noite, quando os olhos veem o céu escurecer no crepúsculo, a luz vermelha do pôr do sol avisa à melatonina que volte a subir porque o dia está terminando e o sono está próximo. A luz do meio-dia atua como a estrela-guia da melatonina e lhe diz em que ponto do ciclo diário você está. Reconfigurar o ritmo circadiano é fundamental para uma boa noite de sono. Se você perder esses três momentos básicos da luz, o nível de melatonina vai sofrer. Na seção de Ferramentas Fundamentais do Sono, vou lhe dar dicas testadas e comprovadas para reconfigurar o ritmo circadiano e permitir ao corpo produzir melatonina sem recorrer à suplementação.

O cortisol é inimigo de todos os aspectos da saúde, principalmente do sono. Lembre-se de que o cortisol avisa ao cérebro que há uma crise em andamento. Na crise, dormir não é o melhor para o corpo, porque a prioridade é a sobrevivência. Quando o cortisol começa a subir, o corpo quer que você se levante e corra. Está na hora de fugir daquele tigre. Talvez você já tenha sentido a necessidade de fugir criada pelo cortisol em períodos de estresse crônico. Quando o nível desse hormônio está sempre alto, você deita a cabeça no travesseiro no fim do dia, mas o coração está disparado e o corpo incapaz de relaxar o suficiente para adormecer. Isso acontece porque o corpo hipervigilante quer que você corra, não que durma. Se sempre desperta às duas da madrugada, a causa pode ser o pico de cortisol batendo à sua porta. Em geral, por volta das duas ou três da madrugada, a glicemia cai rumo ao mínimo noturno. Essa queda da glicose pode levar as suprarrenais hiperativas a lhe dar uma dose de cortisol. Sem dúvida, é o que acontece quando você acorda com o coração disparado. Esse padrão de picos na hora errada é a chamada desregulação do cortisol. Tanto na seção de Ferramentas Fundamentais do Sono quanto na de Lindos Acessórios, mostro ferramentas comprovadas que equilibram o cortisol para que ele não ative os centros de sobrevivências e faça você acordar.

O último hormônio que afeta o sono é a insulina. Em geral, não se fala que o nível alto de insulina causa péssimas noites de sono, mas esse hormônio tem uma relação inversa com a melatonina. Com a melatonina baixa, como durante o dia, ficamos mais sensíveis à insulina. Isso significa que tudo o que você come nas horas diurnas terá uma resposta insulínica melhor. A importância disso é que o serviço da insulina é levar a glicose para as células. O que comemos quando está escuro lá fora não terá a mesma resposta à insulina e a glicose a mais ficará na corrente sanguínea procurando para onde ir. Se fizer uma refeição rica em carboidratos às 20 horas no inverno, quando já escureceu, provavelmente a glicose dessa refeição irá para os depósitos de gordura e para o tecido cerebral. Além de grandes picos noturnos de glicose causarem mais acúmulo de gordura, o aumento da glicemia ativa o sistema nervoso de luta ou fuga e diz ao corpo que está na hora de ficar acordada e não de dormir. Na seção de Ferramentas Fundamentais do Sono, vou lhe dar ideias para mover a janela alimentar até coincidir com a exposição à luz; além de permitir o aumento da melatonina, isso dá à insulina a oportunidade de regular a glicose de forma mais apropriada.

Ferramentas Fundamentais do Sono

Um dos hábitos mais fundamentais do sono que tive de encarar de cabeça erguida aos 40 anos foi a reconfiguração do ritmo circadiano. Como seres humanos, a produção hormonal está intimamente ligada à produção de luz. Isso acontece com homens e mulheres. Mas, para a mulher na menopausa, é ainda mais importante. Conforme você perde os hormônios sexuais que a ajudavam a dormir, o corpo é forçado a recorrer a outros hormônios e neurotransmissores para fazer o serviço. As substâncias neuroquímicas do corpo agem em equipe. Se alguns integrantes da equipe somem, os outros precisam se mobilizar para carregar o peso extra. Isso torna importantíssimo reconfigurar o ritmo circadiano nesses anos. Quando o corpo e a mente estão em precisão circadiana, os outros hormônios entram e saem adequadamente e dão ao corpo o ritmo neuroquímico necessário para uma boa noite de sono.

O ritmo circadiano

O ritmo circadiano se compõe das mudanças físicas, mentais e comportamentais que reagem à programação das 24 horas do dia. É a consciência que o corpo tem do ponto onde você está no ciclo de sono e vigília. Esse ciclo é controlado por substâncias neuroquímicas, como hormônios e neurotransmissores, liberadas num período de 24 horas para ajudar você a ficar alerta durante o dia e sonolenta à noite. Esse sistema é muito afetado por várias influências externas, e a mais importante é a exposição à luz.

A melhor maneira de entender o ritmo circadiano é acompanhar o que acontece com você em termos neuroquímicos num ciclo dia/noite de 24 horas. O que espero que você veja enquanto descrevo um dia típico é que há muitas influências externas diárias que desorganizam essas substâncias que afetam o sono. Entender esse ritmo e sincronizar com ele os hábitos diários é fundamental para dormir bem.

Quando acorda pela manhã, a melatonina ainda pulsa pelo corpo. A exposição à luz desliga a melatonina. É como se a exposição à luz pela manhã ligasse o relógio circadiano. Quando o relógio começa a andar, as substâncias neuroquímicas diurnas começam a ser liberadas. O cortisol é o primeiro; vai aumentando lentamente a partir do minuto em que você se levanta e chega ao pico diário duas horas depois do despertar. O cortisol é um hormônio que energiza você para passar o dia. É também um hormônio que quer que você se mexa. Isso torna a manhã o melhor horário para se exercitar, do ponto de vista hormonal. Depois do pico de cortisol pela manhã, ele declinaria naturalmente até chegar ao ponto mais baixo no início da noite. Se houver picos de cortisol à tarde devido ao estresse, eles podem desorganizar esse ritmo natural. É a chamada desregulação de cortisol, que contribui muito para a má noite de sono. Uma forma de saber se o cortisol está desregulado é, no fim do dia, se sentir ligada, mas cansada. Outro sinal comum é o coração disparar ou ter batimentos acelerados. Quando isso acontece no fim do dia, é bem possível que o padrão de cortisol esteja desregulado. Entendo que é difícil evitar o estresse hoje em dia. Muitas vezes, o estresse nos chega à tarde e faz os picos de cortisol ocorrerem quando não deveriam. Dito isso, ainda há algumas estratégias confiáveis para você inserir na vida estressada para equilibrar o cortisol e dormir. Aqui estão as minhas cinco maneiras favoritas para equilibrar o nível de cortisol da mulher apressada:

Trabalhe a favor do cortisol, não contra ele

A primeira maneira de equilibrar o padrão de cortisol é se levantar quando o sol nasce. Os tons vermelhos do nascer do sol desligam a produção de melatonina. Quando você perde a oportunidade de ver a luz vermelha nessas primeiras horas da manhã, a melatonina se desliga de repente ao despertar e o cortisol terá um pico rápido. Para o cérebro na menopausa que está se adaptando à perda de hormônios, é imperativo que eles mudem de forma suave e gentil. As mudanças abruptas podem deixar você diretamente nas mãos da má noite de sono. Os solavancos hormonais e do sistema nervoso nos tiram do fluxo natural e nos deixam num estado constante de luta ou fuga. Levantar-se com o sol e suavizar a entrada do dia equilibra o cortisol e o sistema nervoso de luta ou fuga e ajuda a dormir bem. Se onde você mora não é possível ver a luz vermelha da manhã, há luzes vermelhas domésticas que podem ser ligadas cedinho para os olhos registrarem o início do dia.

O que você faz nessas primeiras horas da manhã também é importante. Quando olha diretamente as mensagens no celular, você se expõe à luz azul. Ela força a melatonina a se desligar de repente. Se as mensagens a estressarem, o cortisol será ativado. O simples ato de olhar o celular de manhã cedo pode desajustar dois hormônios importantes. Um hábito diário importantíssimo que adotei depois dos 40 anos foi me levantar bem cedo para ver o sol nascer e depois me sentar na minha cadeira favorita para meditar e ler algo inspirador na primeira hora do dia. Digo que é a minha hora milagrosa, pois faz milagres na mentalidade e no sono. Mudar o modo de começar o dia me permite entrar nele aos poucos e me alinhar com o ritmo natural da melatonina e do cortisol. Esse é um hábito de saúde tão potente que ainda o protejo cuidadosamente até hoje.

Outra etapa fundamental para deixar o cortisol subir naturalmente pela manhã é a hora da xícara de café. Lembre-se de que o cortisol atinge o pico duas horas depois de você se levantar. Se tomar uma xícara de café assim que acorda, você ativará o cortisol antes do momento normal no ritmo circadiano. Um passo simples para prevenir essa produção precoce é esperar duas horas para tomar café depois de despertar. Agora, antes de jogar este livro fora depois desse comentário, saiba que entendo que parece loucura! Fui totalmente viciada em café quase toda a minha vida adulta. Depois dos 40 anos, se você me mandasse atrasar o café duas horas, eu diria que não estava disposta a viver essa aventura torturante. Mas encontrei uma estratégia simples que acabou dando certo. Adiei o café aos poucos a cada manhã. Comece atrasando-o meia hora. Alguns dias depois, atrase mais meia hora. De tantos em tantos dias, vá adiando cada vez mais. Se fizer isso por várias semanas, será mais natural tomar café duas horas depois de acordar.

Outra estratégia que implementei depois dos 40 anos para equilibrar a desregulação do cortisol foi a meditação. Passei a ir direto da cama para meditar na minha cadeira do pensamento. O que aprendi atrasando o café e meditando antes dele foi que o cérebro conseguia ir mais fundo na meditação sem a cafeína que ele me dava. Sem ela, aproveitava sem esforço o estado cerebral das de ondas teta. Elas são as ondas cerebrais que ocorrem entre o estado de ondas delta que vivenciamos com o sono profundo e as ondas beta de que dependemos para as atividades diárias. Em geral, é nas ondas teta que a inspiração e as ideias aparecem. É muito mais fácil meditar com o cérebro em estado teta. Quando comecei a empilhar os hábitos do ritmo circadiano ao atrasar o café e meditar antes, meu sono melhorou drasticamente.

Outra ferramenta de regulação do cortisol que adotei foi passar os exercícios para o momento do pico de cortisol: duas horas depois de acordar. Lembre-se, o cortisol quer que você se mexa. Isso faz do treino matinal um poderoso regulador do cortisol. Sair para caminhar ou ir para a academia umas duas horas depois de acordar permite o uso perfeito do cortisol. Usá-lo quando ele chega é o segredo do sono e da saúde em geral.

Para os picos vespertinos de cortisol que ocorrem com os eventos estressantes, lembre-se de que o movimento é um modo ótimo de fazer o cortisol passar por você. Levante-se e ande quando a situação estressante ocorrer. Isso ajuda o cortisol de duas maneiras. Primeiro, você dá a esse hormônio energizante o uso preferido dele. Depois, você diz ao cérebro que não precisa ficar no padrão de luta ou fuga. Sempre que a mente vai para um lugar de medo ou ansiedade, caminho. Descobri que essa é uma das maneiras mais rápidas de reduzir a ansiedade e baixar o nível de cortisol.

Use o sol do meio-dia como luz condutora

Depois de sincronizar a rotina matinal com as necessidades hormonais, é bom pensar na exposição à luz nas outras horas do dia. A luz do meio-dia, por exemplo, diz ao cérebro em que momento do dia você está. Se a luz da manhã liga o relógio, a do meio-dia diz ao cérebro quantas horas restam até a hora de dormir. Ficar o dia todo em recinto fechado sem receber o pleno espectro da luz do meio-dia pode desregular o seu relógio circadiano. Uma caminhada rápida de vinte minutos na hora do almoço resolve o problema. A luz do meio-dia também ativa os receptores de serotonina nos olhos. A serotonina é o hormônio do bem-estar. Ela melhora o humor. Sair para que o cérebro registre todo o espectro dessa luz, além de pôr o ritmo circadiano no caminho correto, também faz você se sentir melhor.

Enquanto a tarde avança, muitos hormônios energizantes do bem-estar começam a se reduzir. Por exemplo, o cortisol atinge novos mínimos por volta das 15 horas. Talvez você sinta isso como o apagão do meio da tarde. Em termos hormonais, o que acontece é que o cortisol simplesmente despenca. Se quiser uma ótima noite de sono, resista a tomar um café à tarde. Sem dúvida, esse café deixará você no caminho da desregulação do cortisol.

Antecipe o dia

O interessante da neuroquímica sincronizada com o ciclo circadiano é que temos mais substâncias energizantes pela manhã; à tarde e à noite, essas substâncias desaparecem naturalmente para o corpo se preparar para dormir. Por conhecer esse ritmo neuroquímico, comecei a antecipar o dia. Acordo às cinco horas, faço a rotina da hora milagrosa, duas horas depois de acordar preparo uma xícara de café e começo o dia. Às oito, estou plenamente envolvida em projetos de trabalho. Depois de trabalhar algumas horas, faço uma pausa para me exercitar e volto imediatamente. A meta é terminar a parte mais estressante do dia até as 16 horas, o que se alinha ao ritmo natural do cortisol. Se possível, depois das 16 horas me dedico a coisas fáceis que me dão alegria, como cozinhar, conversar com pessoas queridas ou ler um novo livro. Percebo que talvez a sua agenda não lhe permita antecipar o dia, mas, se dormir for muito difícil para você, veja o que é possível fazer para antecipar as atividades mais intensas. Antecipar o trabalho do dia, além de usar os hormônios de que você precisa para vencer, também a protege do desequilíbrio neuroquímico que, em geral, ocorre quando o pico de cortisol acontece na hora errada. Seja brincalhona ao implementar esse hábito. Em alguns dias, não será possível evitar os eventos estressantes. Mas, se for determinada, você verá que antecipar o dia é divertido, a ajuda a se concentrar em projetos que precisam de energia concentrada e lhe dá a oportunidade de se instalar aos poucos nas horas antes de dormir.

Ligue a luz correta à noite

A última ideia fundamental de que incentivo você a adotar é a rotina das horas logo antes de se deitar. Há dois hormônios principais a levar em conta no fim do dia: a melatonina e a insulina. No fim do dia, é bom que a melatonina seja alta e a insulina, baixa. É assim que você foi projetada em termos hormonais. Às oito horas da noite, se a melatonina estiver baixa e a insulina alta, será difícil dormir. Vou lhe mostrar algumas estratégias simples para garantir que isso não ocorra. Primeiro, fique atenta à luz a que você se expõe no fim do dia. Lembre-se de que a luz vermelha do pôr do sol assinala à melatonina que está na hora de entrar em cena. Assim, se tiver a oportunidade de fazer uma caminhada ao pôr do sol e observar a vermelhidão que enche o céu, esse estímulo será incrível para a melatonina. Em segundo lugar, depois que o sol se põe, é fundamental minimizar a exposição à luz azul para dormir bem. A luz azul desliga a melatonina. Infelizmente, a luz azul predomina na casa inteira. Para começar, as lâmpadas de LED que iluminam os cômodos têm ondas de luz azul. O celular, a tela do computador e a TV também têm essas ondas. Portanto, se der um passeio ao pôr do sol para aumentar a melatonina, mas voltar para uma casa cheia de luz azul, talvez não você sinta o pico de melatonina que a caminhada lhe ofereceu. Por sorte, boa parte do mundo está compreendendo os efeitos prejudiciais da luz azul, e muitos aparelhos foram criados para bloquear essa luz à noite. O primeiro passo mais fácil é obter um filtro para deixar a tela do celular e do computador no modo escuro. Vários celulares e computadores já vêm pré-programados com esses filtros, mas, se o seu não os tiver, você pode baixar algum para bloquear a luz azul dos aparelhos. O outro truque que muitos usam são os óculos bloqueadores de luz azul. Essa é uma providência facílima que lhe permite bloquear as fontes de luz azul que inundam a casa à noite. Seja qual for a forma de bloqueio, saiba que o cérebro precisa dessa mudança do espectro luminoso algumas horas antes de você se deitar. Lembre-se de que a mulher na menopausa perde os hormônios que a ajudam a ter uma boa noite de sono e, mesmo que a exposição à luz azul no lar à noite não afetasse o seu sono aos 30 anos, agora é diferente.

Jante mais cedo

A hora de jantar é importante para o sono. A insulina e a melatonina funcionam inversamente. Quando a melatonina sobe, você se torna mais resistente à insulina. Quando a melatonina desce, a sensibilidade à insulina se restaura. Isso significa que jantar perto demais da hora de dormir desliga a melatonina. A simples mudança de hábito de jantar mais cedo mantém o bom funcionamento da melatonina. Muitos especialistas em ritmo circadiano recomendam enfaticamente a ingestão da maior parte dos alimentos nas horas diurnas. Isso nos permite ter mais sensibilidade à insulina e criar uma reação mais equilibrada à glicose, além de manter a melatonina nos momentos certos do dia.

Agora, percebo que, se nunca lhe ensinaram o ritmo circadiano, o que acabei de explicar parece muito complicado. Aguente firme agora. É uma arte criar um estilo de vida em torno do ciclo circadiano. No fim deste capítulo, vou lhe dar as etapas para você incorporar sem esforço as estratégias que listei acima.

Ferramentas do sono que mais incentivo

Quando se trata de dormir, é comum desejarmos uma ferramenta que resolva com rapidez. Mas é raro que as soluções rápidas tragam resultados duradouros à saúde, principalmente quando se trata do ritmo circadiano. Há um estilo de vida que precisa ser criado para ter sono constante noite após noite. Por isso, expliquei primeiro as ferramentas fundamentais. Quando tiver a sua rotina diária sincronizada com o ritmo circadiano, você estará pronta para acrescentar duas importantes ferramentas do sono que atendem às necessidades primordiais.

As necessidades primordiais

O corpo tem um projeto que, quando você trabalha a favor dele, leva a um estado de fluxo com a saúde. O jejum e a variação de alimentos, a reconfiguração do microbioma, a redução da carga tóxica e a atenuação do estilo de vida da mulher apressada têm no seu centro um modo único de reconectar você ao seu projeto primordial. Neste momento da história, nós, seres humanos, estamos em dessintonia evolutiva. O acesso constante à comida, o excesso de exposição à luz azul, a vida acelerada e o fluxo incessante de toxinas tirou a nossa saúde do prumo consideravelmente. Essa dessintonia evolutiva prejudica demais as mulheres na menopausa. Numa época em que perdemos hormônios, os estressores do mundo moderno estão crescendo. O fluxo constante de estressores físicos, emocionais e químicos nos afasta do projeto primordial e dificulta que o corpo na menopausa repouse à noite. Nesta nossa época, a maioria das mulheres entra nos anos da menopausa com tudo, já no limite, com uma vida cheia de estresse. Esse estilo de vida moderno e apressado tem um impacto imenso sobre o sono. Para levar o sono de volta aos trilhos, é bom imitar alguns hábitos dos nossos primeiros ancestrais. As estratégias de luz, alimentação e movimento que já mencionei iniciam esse processo.

Comecemos olhando quais seriam os hábitos de sono das mulheres das cavernas. Para começar, nos dias primordiais a única opção das mulheres seria se sincronizar como o ritmo luminoso do dia e da noite. Mas há outras duas etapas importantíssimas do sono dessas mulheres com que podemos aprender. Elas dormiam no chão duro e frio, com um couro pesado de animal como cobertor. Isso é fundamental, porque o corpo é projetado para adormecer quando a temperatura interna cai, e o sistema nervoso é construído para se acalmar quando se coloca um peso sutil sobre o corpo. Por mais maluco que pareça, o corpo foi projetado para dormir bem no frio. Isso é fundamental para a mulher na menopausa que tem fogachos a noite toda. Agora, a ciência está nos provando que, para o cérebro, um dos sinais de que está na hora de dormir é a temperatura interna cair três graus. Há várias maneiras de conseguir.

Em primeiro lugar, você pode ligar o ar-condicionado ou abrir a janela à noite para o ar frio entrar no quarto. Isso pode trazer um alívio fabuloso à mulher na menopausa que tem calores noturnos. Se estiver no verão ou se você morar num ambiente sempre quente sem acesso a ar-condicionado, recomendo enfaticamente um colchão resfriador.

É uma cobertura para colchão que esfria à noite. Na verdade, você pode ajustar a temperatura desejada. Como mulher na menopausa, a parte mais importante de regular a temperatura à noite é garantir que o corpo fique mais para o frio. Fiquei surpresa ao ver que, em algumas noites, me deito depois de todas as estratégias do sono e, mesmo assim, fico me virando na cama. É aí que a temperatura faz uma enorme diferença. Em geral, basta eu acessar o controle do colchão resfriador, baixar a temperatura alguns graus e adormecer instantaneamente. É bem milagroso para mim. Se você não gosta do frio, isso pode lhe parecer horrível. Mas garanto que uma pequena mudança da temperatura interna do corpo é como um passe de mágica.

A outra ferramenta do sono que imita as nossas primeiras ancestrais é o cobertor pesado. Quando ouvi falar dele, a ideia me pareceu horrível. Não conseguia aceitar que um peso sobre mim enquanto eu dormia me faria relaxar. Mas, quando mergulhei na pesquisa e examinei as informações pela lente primordial, percebi que o peso a mais pode ser uma influência positiva. Assim como uma gotinha na temperatura interna ativa o sono, um pesinho sobre o corpo faz a mesma coisa. Colchão frio, cobertor pesadinho... agora você dorme como uma mulher das cavernas. Descobri que o truque do cobertor pesado é encontrar o melhor peso para você. Quando experimentei essa ferramenta, precisei de várias tentativas até encontrar o peso correto para mim. Você pode ver o que deu mais certo comigo no meu *website*.

Lindos Acessórios

Com o ritmo circadiano de volta aos trilhos e as necessidades primordiais satisfeitas, agora você está pronta para explorar alguns suplementos incríveis que ajudam a dormir. Lembre-se de que os suplementos devem ser acréscimos a um estilo de vida saudável. É comum recorrer aos suplementos na esperança de que resolvam o problema de saúde imediato. Posso lhe dizer com 100% de certeza que não há nenhum suplemento do sono que sirva para todo mundo. Sei também que os suplementos funcionam muito melhor quando as etapas fundamentais foram cumpridas. Quando se trata do sono, descobri que os suplementos que ajudam a dormir a noite toda recaem em duas categorias: relaxantes do sistema nervoso e necessidades nutricionais.

Relaxantes do sistema nervoso

Se estiver no estado de luta ou fuga, você não conseguirá dormir, não importa quantas ferramentas use. Dormir não traz vantagem alguma à sobrevivência do corpo que crê estar sendo perseguido por um tigre. Ele manterá o sistema nervoso simpático ativado para dizer ao cérebro que está na hora de se levantar e correr. Não é essa a mensagem que o cérebro deveria receber quando você deita a cabeça no travesseiro.

Eu me lembrei disso no primeiro ano da pandemia. Depois de um dia longo e estressante no consultório, eu voltava para casa e entrava em discussões profundas com o meu marido sobre os estressores que havia no mundo ao mesmo tempo. Muitas dessas discussões me irritavam e me deixavam agitada. Comecei a notar que não conseguia desligar a mente quando me enfiava na cama. Assim, fiz um pacto com ele para, depois das vinte horas, adiarmos as conversas estressantes. Eu precisava que o meu sistema nervoso começasse a se acalmar nesse horário. Essa única mudança da rotina noturna foi como um passe de mágica para eu descansar à noite numa época muito estressante.

Às vezes, os estressores não param de chegar. O sistema nervoso nunca tem a oportunidade de sair do estado de luta ou fuga. É aí que você precisa buscar ajuda. Quando se trata de acalmar o sistema nervoso exausto, recorro a três suplementos.

O primeiro que recomendo é um suplemento de CBD de alta qualidade. O corpo tem um sistema endocanabinoide que equilibra os sistemas imune e nervoso. Quando ele se esgota, desligar a luta ou fuga se torna quase impossível. Como vivemos num mundo onde o estresse é alto para muita gente, os suplementos de CBD fizeram furor. E com boas razões! Acrescentar um bom suplemento de CBD algumas horas antes de se deitar ajuda muito a sair do estado de estresse e entrar num estado mais relaxado.

Como encontrar o suplemento de CBD certo para você? Encontrar o suplemento perfeito é, claramente, uma jornada pessoal. Isso significa que você terá de experimentar e descobrir a qual deles o corpo reage melhor. Uma boa orientação é que há vários tipos de receptores de CBD no cérebro. Alguns reagem melhor ao CBD puro, outros são mais estimulados se houver a mistura com pequena dose de THC. Recentemente, o mundo da *Cannabis* ficou muito sofisticado. Ficaram no passado os dias em que só se tomava CBD puro. Para o sono e o relaxamento, notei que o meu corpo aceita melhor a mistura de CBD, CBN e THC. Mas só sei disso porque passei anos testando para descobrir que produtos funcionam melhor comigo. No meu *website* você encontra os meus produtos de CBD favoritos.

O meu segundo recurso noturno é a kava-kava, uma planta medicinal relaxante. Usada há séculos nas ilhas do Pacífico, a kava-kava estimula o sistema nervoso parassimpático. Essa é a parte do sistema nervoso que nos acalma. Assim, é comum dormirmos mal porque subutilizamos essa parte. Como o músculo que fica parado, se você não treinar para usá-lo, o sistema nervoso parassimpático vai enfraquecer. Isso dificulta desacelerar no dia em que você ficou em estado constante de luta ou fuga. É aí que a kava-kava vem nos salvar e dá um apoio incrível ao sistema nervoso parassimpático. Uma xícara de chá de kava-kava ou um conta-gotas cheio de tintura liga o sistema nervoso do repouso e da digestão. É uma ótima ferramenta para usar depois do jantar. Ligar o sistema nervoso parassimpático nesse momento do dia ajuda a digerir a comida e nos deixa mais tranquilas. O último relaxante do sistema nervoso que sempre acho útil é um estranho ácido graxo chamado serina fosforilada. Sabe-se que esse nutriente inigualável baixa a produção de cortisol no organismo de 50% a 70%. Costumo usar esse nutriente às duas da manhã, quando acordo com a mente acelerada. Uma pequena dose nesse momento baixa o nível de cortisol, acalma o cérebro ansioso e me ajuda a adormecer outra vez. Quando o estilo de vida da mulher apressada atinge novos picos, me asseguro de ter sempre esse ácido graxo comigo. Já o usei no fim da tarde, quando o estresse do dia talvez ainda esteja com força total. Já o tomei às 21 horas quando não conseguia relaxar a ponto de entrar em estado sonolento. Para mim, é como se eu ativasse um interruptor que me tira imediatamente da luta ou fuga e me sincroniza outra vez com o sono.

Necessidades nutricionais

Se esses truques do sono não estiverem funcionando com você, talvez esteja na hora de procurar possíveis deficiências de nutrientes do corpo. As duas mais comuns que, pelo que vi, afetam o sono da mulher na menopausa são as de magnésio e melatonina.

O magnésio é um sal mineral importantíssimo de que precisamos para produzir muitos hormônios, o mais importante deles a progesterona. Dos hormônios sexuais, a progesterona é que nos ajuda a dormir. Enquanto avança pelos anos da menopausa, você perde progesterona, o que contribui para a insônia. No jogo da menopausa, é importante manter os hormônios sexuais no nível mais alto possível de acordo com a idade. Isso significa que, para maximizar a produção de progesterona, é conveniente acrescentar magnésio.

Há muitos tipos de magnésio, pois esse poderoso nutriente, além de reforçar a produção de progesterona, acalma muitos tecidos do corpo. Por exemplo, o citrato de magnésio relaxa o trato intestinal e é um ótimo suplemento para a prisão de ventre. O treonato de magnésio acalma o cérebro naqueles momentos ansiosos. Quando se trata do sono, recomendo um suplemento com uma mistura completa de diversos tipos de magnésio. Talvez seja preciso experimentar alguns para encontrar o que funciona com você. Como boa parte dos alimentos é cultivada em solo pobre em sais minerais, muita gente anda por aí com deficiência de magnésio. Nem sei lhe dizer o número de mulheres na menopausa que tiveram grande melhora do sono ao tomar um suplemento de magnésio logo antes de se deitar. Experimente por trinta dias e veja se nota alguma diferença. Muitas também relatam que, com o magnésio, têm um sono mais profundo e repousante.

Ironicamente, o suplemento para o sono que recomendo como último recurso é a melatonina. Vou lhe explicar por quê. Por mais poderosa que seja, é bom garantir que o corpo faça o possível para produzi-la sozinho. Quando se acrescenta melatonina de fonte externa, o corpo pode reduzir a produção natural. O jogo do sono não é encontrar o suplemento perfeito sem o qual você nunca mais vai dormir. O bom é fazer o possível para o corpo adormecer naturalmente e continuar dormindo. Quando sabe que há uma fonte exógena de hormônio entrando no sistema, o corpo pode parar de produzir esse hormônio por conta própria. Muitas mulheres passam por isso com a medicação para a tiroide. Quando se começa a tomar os hormônios sintéticos da tiroide, é preciso continuar tomando, pois a produção natural se reduz. Por isso, recomendo a melatonina por último. Quero garantir que exaurimos todos os recursos internos do corpo para produzir melatonina. Dito isso, quando há uma verdadeira deficiência da melatonina, o suplemento ajuda a dormir enquanto você procura a raiz dessa deficiência. Para saber se você tem deficiência, o melhor é o exame hormonal DUTCH que já mencionei várias vezes neste livro. Sem dúvida, é o meu exame hormonal favorito para as mulheres. Uma das razões é que ele revela o nível de melatonina. O suplemento de melatonina nas mulheres com deficiência na menopausa pode realmente ser a cura milagrosa do sono.

Vamos juntar tudo

Espero que você perceba que tracei aqui um estilo de vida para favorecer o sono sem esforço. Quando chegamos à menopausa, o jogo do sono muda. Nesse período, é muito comum passar a tomar comprimidos para garantir o sono. Tive tantas noites insones que entendo o desejo de encontrar o comprimido perfeito, seja medicação, seja suplemento. Você só quer desligar o cérebro e relaxar o corpo à noite. Parece um desejo simples. Mas, para a mulher na menopausa, não é tão simples assim. Há um quadro mais completo do sono que eu preciso lhe mostrar. Aguente aí. Expliquei aqui muitas ferramentas. Seja brincalhona na experimentação. Descubra as ferramentas que funcionam melhor com você. Se uma ferramenta parar de funcionar, não desista dela, pois pode ser útil mais tarde. Abaixo, listei as etapas que a incentivo a adotar para criar um estilo de vida que favoreça o sono sem esforço e dê certo com você. Com tempo, experimentação e atitude curiosa, você voltará a dormir bem, garanto!

Etapas para criar um estilo de vida que favoreça o sono sem esforço

- Acorde com o nascer do sol.
- Atrase o café por duas horas.
- Medite primeiro, olhe o celular depois.
- Se possível, passe a se exercitar pela manhã.
- Antecipe as atividades estressantes para o início do dia.
- Faça uma caminhada de vinte minutos para pegar a luz do meio-dia.
- Dê caminhadas curtas de cinco minutos quando houver estresse à tarde.
- Jante mais cedo para maximizar a sensibilidade à insulina.
- Não se esqueça de registrar com os olhos os tons vermelhos do pôr do sol.
- Use bloqueadores de luz azul depois de escurecer.
- Faça a temperatura corporal cair três graus.
- Acrescente um cobertor pesado.

- Procure um suplemento de CBD ou kava-kava que funcione com você.
- Experimente serina fosforilada à noite para baixar o cortisol.
- Acrescente um suplemento de magnésio.
- Procure deficiências de melatonina e acrescente um suplemento caso necessário.

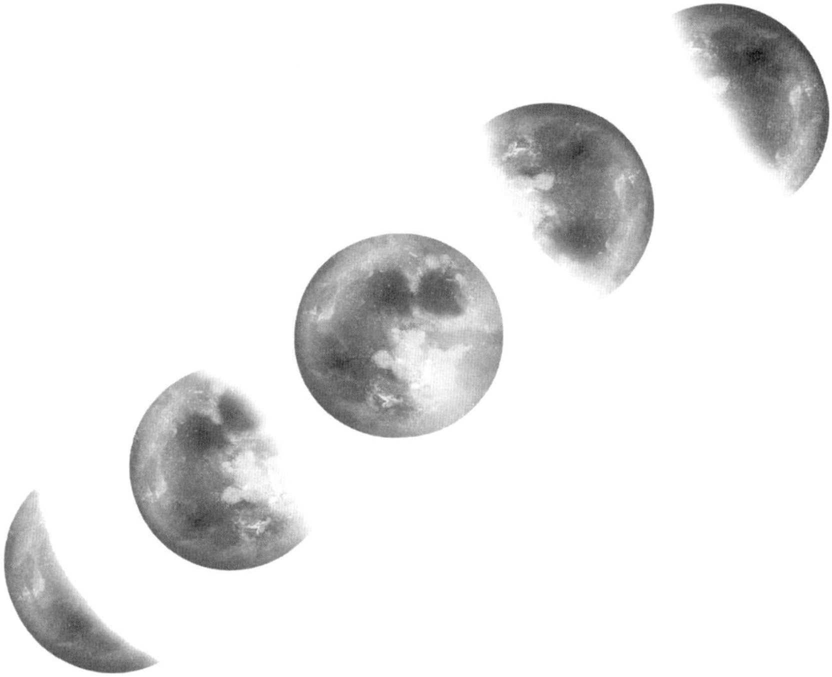

Referências

1. HO, K. Y. *et al.* Fasting Enhances Growth Hormone Secretion and Amplifies the Complex Rhythms of Growth Hormone Secretion in Man. **The American Society for Clinical Investigation, Inc**, vol. 81, p. 968-975, abril de 1988.
2. MIHAYLOVA, M. M. *et al.* Fasting Activates Fatty Acid Oxidation to Enhance Intestinal Stem Cell Function during Homeostasis and Aging. **Cell Stem Cell**, vol. 22, 5, p. 769–778. e4, 2018.
3. RANGAN, P. *et al.* Fasting-Mimicking Diet Modulates Microbiota and Promotes Intestinal Regeneration to Reduce Inflammatory Bowel Disease Pathology. **Cell Reports**, vol. 26, p. 10, 3 de março de 2019.
4. ADAWI, M. *et al.* Ramadan Fasting Exerts Immunomodulatory Effects: Insights from a Systematic Review. **Frontiers in Immunology**, vol. 8, p. 1144, 27 de novembro de 2017.
5. PATTERSON, R. E. *et al.* Intermittent Fasting and Human Metabolic Health. **Journal of the Academy of Nutrition and Dietetics**, vol. 115, 8, p. 1203-1212, 2015.
6. BAHIJRI, S. M. *et al.* Effect of Ramadan Fasting in Saudi Arabia on Serum Bone Profile and Immunoglobulins. **Therapeutic Advances in Endocrinology and Metabolism**, vol. 6, 5, p. 223-232, 2015.

7. LOOKER, C. *et al.* Influenza Vaccine Response in Adults Exposed to Perfluorooctanoate and Perfluorooctanesulfonate. **Toxicological Sciences: An Official Journal of the Society of Toxicology**, vol. 138, 1, p. 76-88, 2014.

8. NATIONAL INSTITUTE OF ENVIRONMENTAL HEALTH SCIENCES, U.S. DEPARTMENT OF HEALTH AND HUMAN SERVICES, **Immunotoxicity Associated with Exposure to Perfluorooctanoic Acid (PFOA) or Perf luorooctane Sulfonate (PFOS)**, setembro de 2016.

9. DESAI, M. K. e BRINTON, R. D. Autoimmune Disease in Women: Endocrine Transition and Risk Across the Lifespan. **Frontiers in Endocrinology**, vol. 10, p. 265, 29 de abril de 2019.

10. DARBRE, P. D., The history of endocrine-disrupting chemicals, **Current Opinion in Endocrine and Metabolic Research**, Volume 7, 2019

11. WUNSCH, A. e MATUSCHKA, K.. A Controlled Trial to Determine the Efficacy of Red and Near-Infrared Light Treatment in Patient Satisfaction, Reduction of Fine Lines, Wrinkles, Skin Roughness, and Intradermal Collagen Density Increase. **Photomedicine and Laser Surgery**, vol. 32, 2, p. 93-100, 2014.

12. HÖFLING, D. B. *et al.* Low-Level Laser in the Treatment of Patients with Hypothyroidism Induced by Chronic Autoimmune Thyroiditis: A Randomized, Placebo-Controlled Clinical Trial. **Lasers in Medical Science**, vol. 28, 3, p. 743-753, 2013.

13. RUSSELL, B. A., KELLETT, N. e REILLY, L. R. A Study to Determine the Efficacy of Combination LED Light Therapy (633 nm and 830 nm) in Facial Skin Rejuvenation. **Journal of Cosmetic and Laser Therapy**, vol. 7, 3-4, p. 196-200, 2005.

14. SIRCUS, M. A. Detoxification Through the Skin. **International Medical Veritas Association**, 6 de março de 2005.

15. KAWADA, S. *et al.* Increased Oxygen Tension Attenuates Acute Ultraviolet-B-Induced Skin Angiogenesis and Wrinkle Formation. **American Journal of Physiology, Regulatory, Integrative and Comparative Physiology**, vol. 299, 2, p. R694-701, 2010.

16. NOVAK, S. *et al.* Anti-Inflammatory Effects of Hyperbaric Oxygenation During DSS-Induced Colitis in BALB/c Mice Include Changes in Gene Expression of HIF-1α, Proinflammatory Cytokines, and Antioxidative Enzymes. **Mediators of Inflammation**, vol. 2016, p. 7141430, 2016.

17. EHNERT, S. *et al.* Translational Insights into Extremely Low Frequency Pulsed Electromagnetic Fields (ELF-PEMFs) for Bone Regeneration After Trauma and Orthopedic Surgery. **Journal of Clinical Medicine**, vol. 8, nº. 12, p. 2028, 29 de abril de 2019.

18. WEBER-RAJEK, M. *et al.* Whole-Body Vibration Exercise in Postmenopausal Osteoporosis. **Przeglad menopauzalny = Menopause Review**, vol. 14, 1, p. 41-47, 2015.

19. LELIC, D. *et al.* Manipulation of Dysfunctional Spinal Joints Affects Sensorimotor Integration in the Prefrontal Cortex: A Brain Source Localization Study. **Neural Plasticity**, vol. 2016, p. 3704964, 2016.

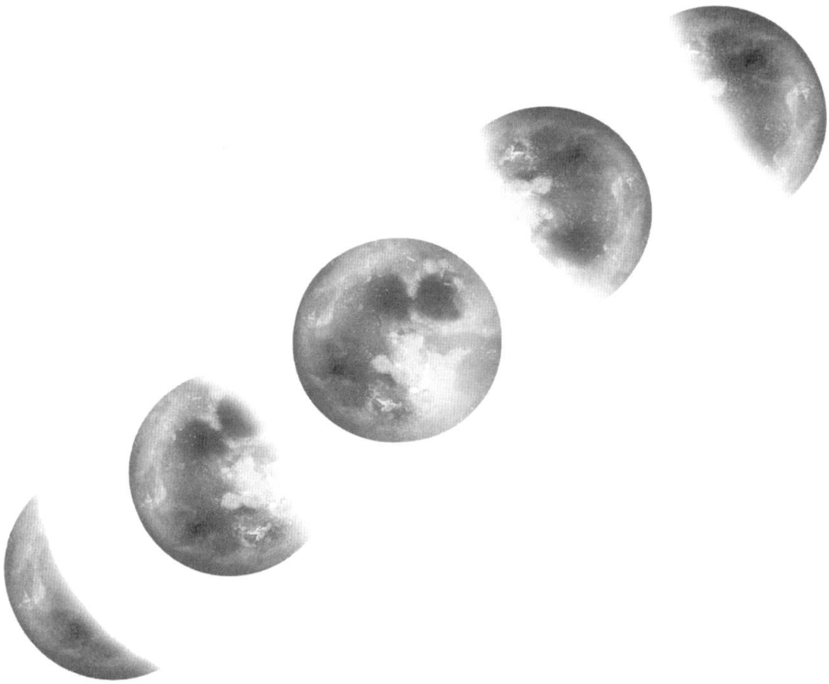

Agradecimentos

Eu me lembro de uma noite insone quando tinha 40 e poucos anos em que pensei: "Como as mulheres aguentam anos dessa loucura da menopausa? Tem de haver outra maneira!" Eram duas da madrugada quando me prometi encontrar essa outra maneira. Eu não estava disposta a sofrer durante essa experiência. Assim que tomei essa decisão, as respostas apareceram.

Algumas pessoas incríveis entraram na minha vida para me guiar pelo caminho da menopausa. O primeiro foi um dos maiores mentores da minha carreira, Daniel Pompa. Ele me ensinou a pensar. Sei que parece loucura, mas, nos últimos cinco anos, foi uma bênção estudar saúde com esse homem brilhante. Pompa e eu temos o mesmo respeito profundo pela inteligência do corpo humano. Os seus ensinamentos me mostraram que temos de olhar sempre além do sintoma e subir a corrente para achar a raiz da ocorrência dele. Sou muito grata à sede insaciável do Pompa para entender o que impede a cura do corpo e como podemos aproveitar a sua própria inteligência para acelerar esse processo.

A segunda pessoa que apareceu para me ajudar nessa jornada foi Andrea Siebert. Na vida, todos precisam de uma amiga como Andrea. Na menopausa, quando o meu cérebro me enchia de medo e ansiedade, Andrea estava lá para me dar palavras de fé e confiança. Quando eu tinha momentos em que sentia dificuldade de montar o quebra-cabeça da minha própria saúde, Andrea estava lá para me dar outro ponto de vista e me lembrar do poder curativo do amor a nós mesmas. Não faço ideia de como passaria pela menopausa sem a sua amizade e sabedoria.

Depois, há a minha doce Jessica Siebenhaar. Desde que ouvimos Pompa falar no palco do California Jam, Jessica e eu soubemos que o nosso chamado era desintoxicar o mundo. Ela tem o superpoder incrível de transformar as minhas ideias malucas em sistemas que nos ajudam a servir melhor à comunidade. Os pacientes costumam me perguntar como consigo fazer tanta coisa ao mesmo tempo, e a resposta é Jessica. Ela me permitiu ficar no papel de visionária no consultório enquanto cuida dos detalhes para pormos em prática as minhas visões. Além de salvar o mundo, viajar a lugares bem aleatórios para aprender e trabalhar muitíssimas horas, tivemos juntas as experiências mais loucas que produziram as melhores risadas da minha vida. Não há como eu ajudar tantas pessoas sem ela ao meu lado.

Sempre digo que, se tiver grandes sonhos a realizar, você precisará de um *coach* de mentalidade. Nos últimos anos, Katie Peuvrelle foi essa *coach* para mim. A mente pode ser nosso maior patrimônio ou pior inimiga. Treinar a mente é fundamental para nos mantermos no rumo certo. Alguns têm o seu treinador pessoal; eu tenho uma treinadora de mentalidade. Katie me ajudou a ver as crenças que me puxavam para trás e me mostrou um novo modo de pensar para criar a vida com que eu só tinha sonhado. Quando me faltou clareza, Katie me ajudou a ver o passo seguinte para que eu continuasse avançando. Sou muito grata pela sua sabedoria e amizade.

Também quero dar um alô à minha equipe. Trabalho com pessoas incríveis que se baseiam no coração para mudar o mundo. Amo a minha galera! Obrigada, Dana, Cardinal, Eliza, Catie, Katelynn, Rachel, Debbie e Pelin. Adoro distribuir saúde com vocês!

Sou muito grata por ser casada com o meu melhor amigo: meu marido Sequoia. Ele é o meu apoio constante. Sou uma processadora verbal e ninguém mais aguenta tanto o meu processamento verbal quanto Sequoia. Ele é paciente, gentil e está sempre lá para servir de caixa de ressonância. Quando estive péssima, ele me acolheu e me animou. Acreditou em mim quando eu mesma não acreditava. Eu me sinto muito grata por ter criado dois filhos e administrado várias empresas com esse homem extraordinário. Adoro levar a vida com ele!

Finalmente, quero agradecer a você, leitora. Escrevi este livro porque muitas de vocês perguntaram como aplicar os princípios que ensino nas mídias sociais à experiência da menopausa. Obrigada por terem a coragem de procurar outra resposta para a saúde. Ouço milhares de vocês toda semana, e muitas procuram soluções para os seus sintomas que não exijam medicação. Isso lhes devolve o controle. Sei que há uma sabedoria dentro de você que quer se curar. Mas você não sabe direito como aproveitar essa sabedoria. Em vez de recorrer a comprimidos e cirurgias, você se pergunta: "O que posso fazer para me ajudar?" Receba os meus aplausos! Essa realmente é a pergunta certa a fazer. Este livro é o meu presente para você. Do fundo do coração, realmente espero que este livro lhe dê esperança e a ajude a descobrir que o seu corpo foi projetado para ser poderoso.

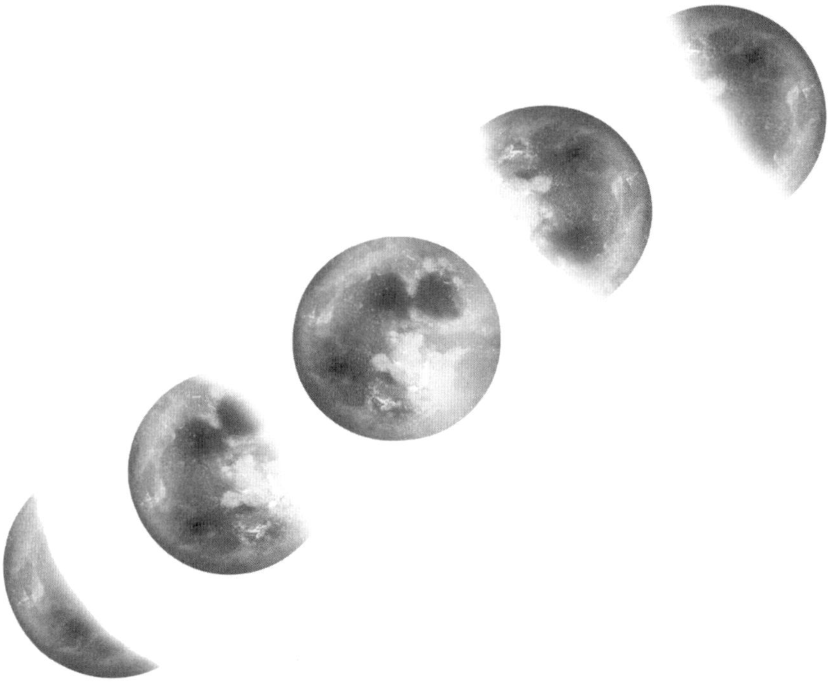

Sobre a autora

Mindy H. Pelz, especialista em quiropraxia, é escritora de sucesso, palestrante de destaque e especialista em saúde funcional e nutricional que passou mais de duas décadas ajudando milhares de pessoas a recuperar a saúde. É uma líder reconhecida no campo da saúde alternativa, pioneira no movimento do jejum e ensina os princípios do estilo de vida com jejum, da variação alimentar, do detox, dos hormônios e muito mais. Seu canal popular no YouTube, onde informa aos seguidores as técnicas e ferramentas mais recentes baseadas na ciência para ajudá-los a reconfigurar a saúde, já teve mais de 24 milhões de visualizações. Ela apresenta um dos principais podcasts de ciência, *The Resetter Podcast*, e escreveu três livros de sucesso, *Saudável como uma garota*, *The Reset Factor*, *The Reset Factor Kitchen* [respectivamente, O fator de reconfiguração e A cozinha do fator de reconfiguração, em tradução livre]. Mindy participou de programas nacionais da TV americana como *Extra TV* e *The Doctors* e foi citada nas revistas *Muscle & Fitness*, *Well + Good*, *SheKnows*, *Healthline* e outras.

Para conhecer melhor a Mindy e o seu trabalho, visite drmindypelz.com

Também é possível segui-la em várias plataformas de mídia social, nas quais ela publica material novo toda semana:

Canal no YouTube: youtube.com/drmindypelz

Página no Facebook: facebook.com/drmindypelz/

Resetter Collaborative: facebook.com/groups/resetters/

Instagram: @dr.mindypelz

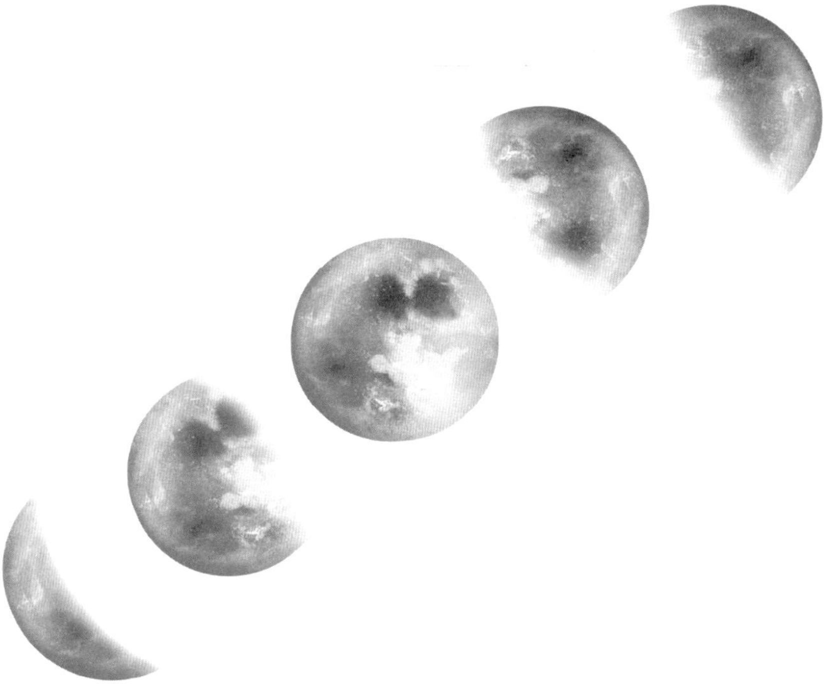

Índice

D

E

F

G

N

O

P

Q

R

S

T

V

W

Este livro foi impresso nas oficinas gráficas da Editora Vozes Ltda.,
Rua Frei Luís, 100 – Petrópolis, RJ.